AF199953

1

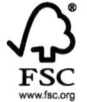

Gewitter im Gehirn

Mein Leben mit Epilepsie.

Joachim Tritschler

Herstellung und Verlag: BoD – Books on Demand, Norderstedt
ISBN-: 9783749483143

Joachim Tritschler

kontakt@joachim-tritschler.de

http://www.joachim-tritschler.de

Bibliografische Information der Deutschen Nationalbibliothek: Die Deutsche Nationalbibliothek verzeichnet diese Publikation in der Deutschen Nationalbibliografie; Detaillierte bibliografische Daten sind im Internet über http://dnb.dnb.de abrufbar.

Gewitter im Gehirn

Mein Leben mit Epilepsie

Joachim Tritschler

Books on Demand Norderstedt

Inhaltsverzeichnis

Vorwort

Ich erzähle hier meine eigene Geschichte.

Es ist ein Erlebnisbericht über eine Krankheit, die das Leben immer in irgendeiner Form mit beeinflusst. Extrem belastend ist dies gerade während der Kindheit, wo nichts wichtiger ist als familiärer Rückhalt und Vertrauen.

Das persönliche Umfeld ist während dieser Zeit das, was dein späteres Leben maßgeblich beeinflusst, und damit auch die Art und Weise, wie du selbst mit der Krankheit, die immer allgegenwärtig ist, umgehen lernst.

Letztendlich verdanke ich es dem bedingungslosen Rückhalt meiner Eltern, das Leben selbst immer positiv zu sehen und selbst bei extremen gesundheitlichen Rückschlägen den Blick immer nach vorne zu richten und nicht zurückzuschauen.

Und ein besonderer Dank gehört meinem guten Freund Bibus, der mir geholfen hat, Kindheit und Pubertät zu überstehen, und der schon als kleiner Junge eine besondere Technik beherrschte, mir selbstlos tagtäglich immer wieder aufs Neue den Hals zu retten. Auf diese Weise ist das Buch auch mein Weg, diese so furchtbare Krankheit irgendwie zu verarbeiten.

Allgemeine Angaben zum Krankheitsbild Epilepsie

(siehe Quellenangaben am Ende des Buches)

Epileptische Anfälle und Epilepsien

Epileptische Anfälle sind Störungen des Gehirns aufgrund kurz dauernder vermehrter Entladungen von Nervenzellen.

Epilepsien sind Erkrankungen mit dem Risiko wiederholter epileptischer Anfälle ohne jeweils erkennbare Erklärung für den Zeitpunkt des Auftretens.

Es gibt über 10 Formen epileptischer Anfälle und noch weitaus mehr Formen von Epilepsien, auch weil diese mit einer Kombination mehrerer verschiedener Anfallsformen einhergehen können.

Jeder betroffene Mensch hat in der Regel nur eine Epilepsieform mit einer oder auch mehreren Anfallsformen. Die Abstände zwischen den einzelnen Anfällen können zwischen Sekunden und Jahren oder sogar Jahrzehnten schwanken.

Das Wort Epilepsie kommt aus dem Griechischen und bedeutet „Ergriffen werden", „Gepackt werden" oder „von etwas befallen oder erfasst sein".

Bis zum Mittelalter bezeichnete man Epilepsien unter anderem als „Morbus sacer" oder „Heilige Krankheit" und gab Ihnen damit eine Sonderstellung, die sie auch heute noch manchmal haben, Anfallsformen viele Menschen glauben, es sei ganz einfach, einen epileptischen Anfall zu beschreiben. Jemand stoße aus heiterem Himmel einen Schrei aus, verliere das Bewusstsein, beiße sich gegebenenfalls auf die Zunge und falle um. Er halte den Atem an und werde blau, werde steif und zucke („krampfe") dann für eine gewisse Zeit an Armen und Beinen, bis er vor Erschöpfung in eine Art Tiefschlaf verfalle. Hinterher klage er unter Umständen über Abgeschlagenheit, Kopfschmerz, Schwindel oder Muskelkater.

Manchmal komme es auch zu einem unwillkürlichen Urinabgang. Diese Beschreibung trifft zwar für eine Form epileptischer Anfälle (den sogenannten „Grand-Mal"-Anfall) oder generalisierten tonisch-klonischen Anfall) zu, aber diese Anfallsform ist nur eine von vielen und nicht die häufigste. Epileptische Anfälle können sehr unterschiedlich aussehen. Sie können ohne Schrei und Bewusstlosigkeit einhergehen, ohne Steifwerden, Zungenbiss und Umfallen, ohne Blauwerden und „Krampfen". Sie können so harmlos sein, dass weder die Betroffenen selbst etwas davon mitbekommen noch Nichtfachleuten etwas auffällt, wenn sie einen Anfall direkt beobachten. Einziges Zeichen eines epileptischen Anfalls kann eine Unaufmerksamkeit von 5 bis 10 Sekunden Dauer oder ein kurzes Zucken eines Armes sein.

Eine allgemeine Definition

Epileptische Anfälle sind relativ kurz dauernde, plötzliche Änderungen des Bewusstseins, Denkens, Verhaltens, Gedächtnisses, Fühlens oder Empfindens oder der Anspannung der Muskulatur aufgrund einer vorübergehenden Funktionsstörung von Nervenzellen im Gehirn in Form vermehrter und einander gegenseitig aufschaukelnder elektrischer Entladungen. Diese Definition ist zwar richtig, aber viel zu lang, um sie behalten zu können, und im Alltag zu verwenden. Man kann epileptische Anfälle deswegen vereinfachend auch als Ausdruck einer vorübergehenden Funktionsstörung abnorm entladender Nervenzellen definieren, wobei die Auswirkungen davon abhängen, welche Aufgaben die beteiligten Nervenzellen normalerweise haben.

Zeichen epileptischer Anfälle

(Siehe auch: Quellenangaben)
Jede Nervenzelle und jeder
Nervenzellverband
im Gehirn kann „epileptisch" werden,
was dazu führt, dass sie in ihrer
normalen Tätigkeit gestört oder
unterbrochen werden.
Wenn die Zellen für die
Geruchsempfindung verantwortlich
sind, kommt es zu einer Riechstörung.
Sind sie normalerweise für das Sehen
verantwortlich, kann es bspw. zu
Wahrnehmungen von Blitzen oder
anderen Lichtreizen kommen. Sind sie
am Gedächtnis beteiligt, drückt sich
dies in einer Störung des Lernens und
ggf. auch in einer Unterbrechung des
Bewusstseins mit hinterher bestehender
Erinnerungslücke aus.

Anfälle und Epilepsie

Der Ausdruck „epileptische Anfälle" ist eine Bezeichnung für eine Störung oder ein Symptom, hinter dem sehr unterschiedliche Krankheiten stecken können. Bei sehr vielen Menschen findet sich auch mit den heute zur Verfügung stehenden Methoden noch keine fassbare Ursache für ihre Anfälle. Nicht jeder Mensch mit einem oder mehreren epileptischen Anfällen hat auch eine Epilepsie. So wird es bei fast jedem Menschen zu epileptischen Anfällen kommen, der z. B. eine Eiterung des Gehirns (einen sogenannten Hirnabszess) entwickelt, der eine ausreichend schwere Kopfverletzung erleidet, dessen Gehirn nicht genug mit Sauerstoff versorgt wird, der eine Überdosis bestimmter Medikamente einnimmt. Obwohl es bei einem Fortbestehen oder einer Wiederholung dieser Umstände auch zu wiederholten Anfällen kommen kann, haben die betreffenden Menschen dennoch keine Epilepsie. Von einer Epilepsie wird in der Regel erst nach mindestens 2 epileptischen Anfällen im Abstand von mindestens 24 Stunden gesprochen, für die jeweils keine Erklärung für den Zeitpunkt des Auftretens erkennbar ist, die also spontan aufgetreten sind.

Definition und Ursache meiner Epilepsie.

Wie sich im Laufe der Zeit herausgestellt hat, war der Auslöser bei mir die Geburt. Aus rein anatomischer Sicht war meine Mutti sehr eng gebaut und, und hat aber relativ große Kinder zur Welt gebracht, deren Kopfdurchmesser überdurchschnittlich groß war. Bei mir wurde aufgrund dieser anatomischen Gegebenheiten die linke Gehirnhälfte leicht gequetscht.

Als die Epilepsie dann ausgelöst wurde, traten die Anfälle auf der gegenüberlie-

genden Körperseite auf. Bei mir also auf der rechten Seite. Der Auslöser war immer auf dasselbe Hirnareal begrenzt. Solche Anfälle, die dann ein Leben lang auftreten können, kommen immer nach demselben Muster.
Der Mensch verlegt den Schwerpunkt seines Handelns immer auf die gegenüberliegende, nicht betroffene Körperseite.

Treten die Anfälle also rechts auf, wird man meist Linkshänder, weil die nicht betroffene Körperseite belastbarer ist, oder weil man einfach aus Rücksicht die andere Seite schonen möchte. Aus meiner persönlichen Sicht, so wie ich es auch von Neurologen gelernt habe, sind diese Krämpfe nichts anderes als elektrostatische Entladungen (Gewitter) der Nerven im Gehirn. Treten diese Entlastungen auf, dann kommt es zum Anfall.

Beginn in der Kindheit

Begonnen hat alles im Sommer im Alter
von etwas über zwei Jahren. Wie ich aus
Ersten Erzählungen meiner Eltern
weiß, flog gerade ein Düsenjäger des
benachbarten Geschwaders Immelmann
im Tiefflug über das Haus. Ich saß zu
dieser Zeit spielend im Sandkasten
unter der Linde im Gasthaus Salmen.
In den ersten Lebensjahren war ja der
Salmen, das jetzige Schwanitzhaus,
mein Elternhaus, bis das eigene Haus
meiner Eltern fertig war.
Mutti war zu dieser Zeit auch etwas
angeschlagen, weil sie das erste Kind
bereits nach wenigen Tagen verloren
hatte, und das zweite ja auch nicht
gesund war.
Und nun musste man als Eltern für das
Kind Hilfe finden, und das mit einer
Krankheit, die offensichtlich wenig
erforscht war, und über die man nur
sehr wenig wusste.

Im Alter von drei Jahren kam ich in den Kindergarten und da habe ich auch Bibus kennengelernt. Irgendwie war schon damals auch ohne viele Worte klar, das ist ein Mensch, der dich versteht, und das, obwohl wir noch kleine Kinder waren.

Problematisch während dieser Zeit waren für Vati und Mutti wohl die vielen Arztbesuche bei unterschiedlichen Ärzten, um Hilfe zu finden. Da man über die Krankheit recht wenig wusste, war es natürlich auch schwer, geeignete Medikamente zu finden, die dann auch noch helfen. Es war deswegen normal, dass die Medikamente und die für Kinder notwendige Dosis ständig wechselten. Als Kind war ich froh um jeden Tag, wo wenig passierte, und hoffte darauf, dass man endlich Medizin findet, die auch hilft. Besonders schlimm war der erste Besuch bei einem neuen Neurologen im Alter von ungefähr vier Jahren.

Es klingelt mir heute noch in den Ohren, als der Arzt zu Vati sagte, der Junge soll am besten kein Fahrrad fahren, weil da die Verletzungsgefahr zu groß ist, wenn einmal was passiert. Und schwimmen lernen soll er auch nicht, weil, wenn da was passiert, dann stirbt er. Vati war aber in dieser Hinsicht ein besonderer Mensch, der wollte, dass ich unbeschwert aufwachse und auch selbstständig werde. Er hatte wohl sofort gemerkt, dass ich zu weinen begann, als der Arzt das erzählte.

Als wir wieder draußen waren, sagte er zu mir, so und jetzt kaufen wir dir ein Fahrrad. Dein Dreirad ist ja sowieso zu klein.

Und das Schwimmen lernst du bei mir. Und wie immer hat er konsequent alles umgesetzt, was er gesagt hat.

Es gab wohl auch dort schon den einen oder anderen kleinen Knatsch zwischen den Eltern, weil Mutti eher den Beschützerinstinkt hatte und Vati wollte, dass ich mich trotz der Krankheit voll entfalten kann und normal aufwachse.

Die ersten Jahre im Vorschulalter waren schon sehr heftig und auch prägend für den Charakter. Einerseits wollte Vati mir alle Türen offen halten, und Mutti war da schon sehr ängstlich und hätte am liebsten alles von mir ferngehalten. Als Kind hast du selbst ja keine Möglichkeiten, aktiv zu werden, und bist auf die Eltern und Mediziner in jeder Weise angewiesen.

Wenn du sehr früh merkst, dass du aufgrund der Umstände hier und da etwas anders bist als die anderen, dann beginnen die Schwierigkeiten schon.

Sehr geholfen hat mir schon als Kleinkind mit gerade drei Jahren, dass ich damals Bibus kennenlernte. Es war wohl ein reiner Zufall, weil wir gleich alt waren, und unsere Mütter sich gut kannten. Dass er zur wichtigsten Person während der Kindheit bis zum Ende der Pubertät werden würde, konnte damals keiner ahnen.

Schule und Epilepsie.

Da Mutti aber nicht aus ihrer Haut konnte, hat sie, wie erst viel später herauskam, mit der Mutter von Bibus daran gedreht, dass wir uns in der Schule zusammensetzten. Da Bibus schon in diesem Alter eine Technik drauf hatte, Anfälle zu verhindern, wenn er es rechtzeitig merkte, erschien das irgendwie klar, ohne das besprechen zu müssen.

Er hatte schon sehr früh gemerkt, dass ein leichtes Zittern in meinem rechten Arm das Unheil eines Anfalls ankündigte. Und das wusste er bereits, bevor wir eingeschult wurden. Es war für uns beide deswegen nur logisch, dass er sich rechts an die Schulbank setzte und ich links. Auf diese Weise hatte er immer Zugriff auf meinen rechten Arm, wenn es mal brenzlig wurde. Ich musste nur seinen linken Arm anschubsen und er wusste instinktiv, was zu tun ist. In solchen Fällen hat er mir mit aller Kraft das Handgelenk zugedrückt, einen Blutstau verursacht und weiteres Nervenzucken verhindert.

Es war ja während dieses Alters nicht mit einem Mal täglich erledigt. Es waren zu dieser Zeit extreme Schwankungen mit der Epilepsie, da es noch nicht viele geeignete Medikamente gab, die geholfen haben. Aber viermal täglich mir den Hals retten war für ihn normal. Und immer wenn er da war, und selbstlos geholfen hat, ist nie etwas passiert. Und das alles ohne dass er mir wegen dieser Krankheit und seiner Hilfe irgendwelche Vorwürfe gemacht oder mich schräg angeschaut hätte. Bei anderen Leuten war dies großteils so, wenn ich merkte, dass sie nicht damit umgehen können, wenn jemand anders ist als sie selbst. Bibus war einfach nur immer da und hat selbstlos und gerne geholfen.

Während der Grundschulzeit bis Ende der dritten Klasse waren wir auch sehr oft bei unserem Schulfreund Franz zuhause beim

Spielen. Diese Zeit war sehr schön, denn dass man Gelegenheit hat, in einem intakten Bunker zu spielen, war schon etwas besonderes.

Der Wechsel zwischen Spielen im Garten oder unten im Haus war fließend.

Die Mutter von Franz hat sich öfter köstlich amüsiert, was wir da alles losgemacht haben.

Als Franz dann auf das Internat ging, beschränkten sich Treffen auf das Wochenende, wenn es von der Zeit her gepasst hat.

Auch schon zu dieser Zeit habe ich gemerkt, dass es einige wenige gibt, denen meine Epilepsie nichts ausmacht, und sie mich eben genommen haben, wie ich war.

Es gab keinerlei Vorbehalte wegen einer bestehenden Krankheit. In der fünften Klasse bekamen wir dann einen Klassenlehrer der alten Garde.

Es war ein Herr Oberschulrat Kind, der schon längst pensioniert war, aber scheinbar aus Lehrermangel weiter unterrichten durfte. Sein Steckenpferd war die Musik und dabei speziell das Singen im Chor. Er hat wohl gleich am ersten Unterrichtstag gemerkt, dass irgendjemand unter den Schülern nicht die richtigen Töne trifft. Nachdem er mit mir alle unterschiedlichen Stimmlagen durchexerziert hatte, wurde ich vom Singen im Chor befreit und bekam in Musik die Note drei.

Beschwert darüber habe ich mich nicht. Aber das war ihm dann doch nicht genug.

Dass ich aufgrund meiner rechts auftretenden Epilepsie zum Linkshänder wurde, und somit auch links geschrieben habe, hat ihn nicht wirklich interessiert. Epilepsie kannte er nicht, und bei einem harten Hund der alten Garde wie ihm nahm man das Schreibgerät immer in die rechte Hand. Also wollte er mich genau dazu zwingen.

Zwischenzeitlich war meine Psyche aber so stark, dass ich dachte, der Kerl kann mich mal. Ich packte wortlos meine Sachen, sagte auf Wiedersehen und weg war ich. Auf direktem Wege bin ich dann zur Sparkasse zu Vati gefahren. Die war zu dieser eit noch halbtags geöffnet und befand sich unten im Rathaus.

Als ich ihm erzählte, was passiert war, schickte er mich nach Hause. Vorher schrieb er aber noch einen Zettel für die Kundschaft, rief seinem Chef an und schloss die Zweigstelle ab.

Zwei Stunden später ist er pünktlich zur Mittagszeit daheim wieder angekommen. Aus seinem Gespräch mit Mutti am Esstisch habe ich dann entnommen, dass er mit dem Fahrrad direkt zur Schule gefahren ist.

Dort hat der wohl seinen Freund Walter, den Rektor aufgesucht und ihm erklärt, dass sie in meine Klasse müssen. Er muss etwas eindeutig und für immer klarstellen.

Was er genau dem Herrn Oberschulrat gesagt hat, habe ich nie erfahren. Aber es muss gesessen haben.

Am darauf folgenden Tag bin ich ganz normal zur Schule gegangen, und wegen der Tatsache, dass ich mit der linken Hand schreibe, hat der Herr Oberschulrat nie wieder etwas gesagt. Alles ging danach seinen normalen Gang. Jedenfalls habe ich aus diesem Vorfall gelernt, dass man sich immer wehren muss, falls man sich ungerecht behandelt fühlt. Und das gilt bei allen Dingen, die mit der Epilepsie zusammenhängen.

Es war somit ebenfalls ein Faktor, der wesentlich zur weiteren Charakterbildung beigetragen hat. Mittlerweile waren die Medikamente, die man für diese Krankheit bekommen konnte zwar besser in ihrer Wirkung, aber ihre Nebenwirkungen waren extrem.

Da sie enorme Auswirkungen auf die Leber hatten, waren zusätzliche Arztbesuche mit monatlich einem großen Blutbild während der Kindheit normaler Alltag.

Wenn dann feste Arzttermine mich daran hinderten mit Bibus zum Bolzen auf den

Sportplatz zu gehen, konnte ich auch schon etwas wütend werden. Das lag für mich während dieser Zeit einfach daran, dass ich mich in seiner Gegenwart sicherer fühlte als bei jedem Arzt.

Da während der Grundschulzeit das mit den Medikamenten immer noch das ewige Thema war, kam es auch immer wieder zu großen Diskussionen. Es wurden weiterhin neue unterschiedliche Medikamente ausprobiert.

Über mehrere Monate konnten es dann schon einmal drei unterschiedliche Tabletten sein, die ich täglich mehrmals nehmen musste. Und es war wie immer. Egal ob es gerade zwei oder drei Medikamente waren, ihre Nebenwirkungen waren immer heftiger als ihre Wirkung. Das lag zu dieser Zeit nicht an den Medikamenten selbst, sondern daran weil der Medizin noch Erfahrungswerte fehlten, um eine korrekte Dosis jedes Medikaments herauszufinden. Deswegen war ich sicherheitshalber entweder überdosiert oder bin umgefallen. Bei der sogenannten Überdosierung kam erschwerend hinzu, dass die Medikamente eine sehr ermüdende zusätzliche Nebenwirkung hatten. Und ich musste dabei immer wieder jeden Tag an Mutti denken, weil zwischenzeitlich hatte sie ja noch zwei Buben bekommen.

Und nur der jüngste, der durch Kaiserschnitt zur Welt kam, war auch gesund. Ich habe irgendwann auch zu ihr gesagt, dass es bei Geburtshelfern wohl genauso ist wie bei den Neurologen. Die Medizin war eine gewisse Zeit eben auch extrem hinten dran. Zehn Jahre später hätte sie wahrscheinlich vier gesunde Kinder zur Welt gebracht.

Sie muss sich deswegen aber keine Gedanken um mich machen, habe ich ihr gesagt. Ich gehe meinen Weg, auch wenn er nicht immer gerade einfach sein wird. Der bedingungslose Rückhalt zuhause hilft mir da sehr, und Sorgen muss sie sich später keine um mich machen. Diese Gespräche haben sie immer sehr aufgebaut.

Im Blick hatte ich dabei immer unseren Bruder Christoph, den sie schließlich zuhause pflegte. Und da war ich mit meinen Tabletten und den Anfällen sicher besser bedient.

Bei Christoph, als dritter von uns vier Brüdern war es ähnlich wie bei mir. Er hatte bei der Geburt einen noch wesentlich größeren Kopf als ich selbst, was damit auch zu seiner Behinderung führte.

So wie Mutti das später einmal erklärt hat, fehlte der Medizin zu dieser Zeit jegliches Wissen über solche gesundheitlichen Folgen.

Den Ärzten ist bei ihm leider erst wirklich da etwas aufgefallen, als er im Alter von zwei Jahren weder sprechen noch laufen konnte.

Wie sich in späteren Untersuchungen herausgestellt hat, wurde bei Christoph bei der Geburt der Gleichgewichtssinn hinter dem Ohr und das Sprachzentrum zerstört.

Aus der Sicht meines jüngsten Bruders Martin und der Ansicht von mir, wäre bei entsprechender Förderung vieles möglich gewesen. Da die Medizin diesbezüglich aber noch in den Kinderschuhen steckte, wurde wertvolle Zeit (Jahre) verschwendet die gerade in der frühkindlichen Entwicklung ausschlaggebend sind. So ist es dann gekommen, dass er von Mutti achtunddreißig Jahre lang zuhause gepflegt wurde.

Und das, obwohl man noch ein weiteres Kind daheim hat, und außerdem jeden Tag arbeiten geht.

Gerade dafür habe ich unsere Mutti immer sehr bewundert.

Wenn man solche Vorbilder zuhause als Eltern hat die alles Menschenmögliche für ihre Kinder tun, werden die Anforderungen an sich selbst und die eigene Umwelt für die Zukunft schon sehr hoch angesiedelt.

Es war mir auch schon damals bewusst, dass es für mich unmöglich sein würde, diese Messlatte jemals zu erreichen, auch wenn ich immer das Beste zu geben bereit war.

Im Alter von etwa neun Jahren hat es sich von drei kombinierten Medikamenten dann auf zwei eingependelt. Aber auch diese waren mit ihren Nebenwirkungen heftig. Einerseits schlugen sie massiv auf die Leber und erzeugten Kreislaufprobleme, andererseits waren sie auch sehr ermüdend. Es war also immer ein zweischneidiges Schwert. Auf der einen Seite wollte man die Epilepsie und ihre Auswirkungen im Zaum halten. Andererseits waren die Tabletten für den Körper mit all ihren Nebenwirkungen genauso schädlich.

Auswirkungen in Pubertät und Erwachsenenalter

Jeder epileptische Anfall ist ein Gewitter im Gehirn, was man auch eine elektrostatische Entladung nennt. Im Alter von 12 Jahren, als ich glaubte, das Gröbste hinter mir zu haben, ging das Theater erst richtig los.

Die Pubertät kam mit schnellen Schritten, der Körper spielte verrückt und es begann ein Machtkampf eben zwischen meinem Körper und der Epilepsie. Zunächst hat es deutlich danach ausgesehen, dass die Epilepsie der eindeutige Gewinner sein wird.

Und ich verfluchte die Nachmittage, wenn Bibus nicht da war.

Genau dann ist es immer passiert. Dass ich im Alter von zwölf Jahren, drei bis vier mal an einem Tag einen Anfall bekam, war nichts Außergewöhnliches. Aber niemand war da, der sich auskannte. Die Medikamente konnten es nicht sein, weil ich sie einerseits immer genau genommen habe und wegen der ständigen Blutuntersuchungen Kontrollen durchgeführt wurden. Das zog sich ein ganzes Jahr lang hin und ich dachte, dass es irgendwann schon besser werden wird. Aber dem war leider nicht so.

Ich wurde 13 Jahre alt und Vati sagte, dass ich der katholischen Landjugend beitreten soll, damit ich noch mehr unter

Leute komme. Die machen viel für die Jugend und das sei gut für mich. Und ich war natürlich begeistert, einen Vater zu haben, der absolut alles fördert, das eigenständiges Handeln und Selbstständigkeit vorantreibt. Im Sommer gab es dann einen dreitägigen Ausflug, mit der Landjugend, bei dem ich teilnehmen durfte. Und weil man selbst als Jugendlicher seinen Alterskollegen ja in nichts nachstehen möchte, kam einfach, was kommen musste. Entgegen jeder Logik wegen meiner Medikamente habe ich wie alle anderen Alkohol probiert.

Wir waren auf unterschiedlichen Bauernhöfen in der Region Klettgau im Schwarzwald für die Übernachtungen zu Gast. Auf dem Bauerhof, auf dem ich war, gab es spät abends als Willkommensgruß selbst gebrannten Schnaps.

Und wenn man schon dabei sein darf, dann möchte man in diesem Alter auch nicht abseits stehen.

Also habe ich auch Schnaps probiert.

Wie viele Schnäpse es am Ende waren, kann ich nicht sagen. Ich kann mich jedenfalls erinnern, dass ich zur Toilette musste, und das damals noch übliche Plumpsklo war draußen hinter dem Haus. Trotz Brechreiz und Schwindel ging nichts und ich kam unverrichteter Dinge wieder ins Haus. Danach weiß ich von diesem Abend nichts mehr. Ich muss vor der versammelten Mannschaft umgefallen sein und einen heftigen epileptischen Anfall bekommen haben. Von der Sauerei im Haus und dem von mir versauten Bett, in das sie mich gelegt hatten, wollen wir gar nicht reden.

Es war der zweite Tag des Ausflugs, mir ging es wieder gut, aber ich hatte aus dieser Lektion gelernt. Der Ausflug endete und niemand hatte mir deswegen irgendwelche Vorwürfe gemacht. Es gab auch zuhause keinen Rüffel oder eine dumme Bemerkung. Vati meinte nur, dass Jungs in diesem Alter nur aus Fehlern lernen.

Und diese müssen sie selbst machen.

Jedenfalls war mir danach klar, was mein Neurologe immer sagte. Alkohol und Medikamente vertragen sich nicht. Das galt zwar auch für das Rauchen im Zusammenhang mit Epilepsie, aber das konnte ich einfach nicht lassen.

Dass dieses Erlebnis aber erst der Beginn meines bisher schlimmsten Lebensjahres sein würde, konnte ich zu diesem Zeitpunkt noch nicht ahnen. Eines der Medikamente spielte verrückt, die Leberwerte waren definitiv sehr schlecht, die körpereigene Abwehr lag im Keller, und jeden Tag spätestens nach der Schule, wenn Bibus nicht da war, lag ich mehrfach auf der Nase.

Diesen Sommer war es so schlimm, dass ich oft weinend aus dem Schlafzimmerfenster blickte, während Bibus und die anderen auf dem Sportplatz nebenan Fußball spielten. Und in diesem Jahr kam es, dass ich mich bei Selbstgesprächen und mit Suizidgedanken ertappte.

Mit wem hätte ich auch reden können, wenn Bibus nicht da war. Es war auch das Jahr, in dem ich während der Sommerferien acht Anfälle an einem Tag hatte. Das hat meinen Körper so fertig gemacht, dass ich mich ins Bett gelegt hatte, und am kommenden Tag nachmittags immer noch schlief. Mutti hat den Arzt gerufen und ihn gebeten, abends mal vorbeizuschauen. Er muss dann irgendwann spätabends gekommen sein, und horchte mich dann erst einmal ab. Er hat Mutti dann gefragt, seit wann ich denn jetzt schon schlafe.

Sie meinte wohl, dass es zwischenzeitlich sechsunddreißig Stunden sind.

Der Arzt erklärte nur, dass ich normal atmen würde und das Herz auch in Ordnung sei. Ich schlafe mich wohl nur aus, auch wenn es etwas länger dauert. Nach dem was Mutti mir so erzählt hat, bin ich nach etwas mehr als vierzig Stunden aufgewacht.

Ich habe mich damals das erste Mal bei ihr ausgeweint und gesagt, dass sie mir nicht böse sein darf, bei dem, was jetzt kommt, aber es muss einfach raus.

Mutti, ich habe mich entschlossen, das an mir zu ändern, was nicht gut für mich ist. Da mir die Krankheit soviel Schmerz zufügt, verändere ich mein Verhalten Menschen gegenüber, die mir nicht sehr nahe stehen, und offensichtlich Probleme mit der Krankheit haben, grundlegend. Außer dieser Krankheit, die mir so viel Leid antut, lasse ich das ab heute von keinem Menschen mehr zu. Und ich tue alles, dass niemand dazu je eine Chance bekommt.

Da die Pubertät mich momentan mehr als nur fertigmacht, spiele ich ab heute den Schüchternen den Mädels gegenüber. Das ist besser für mich. Was für ein Mädel will schon bei einem Kerl bleiben, der so krank ist wie ich? Also bleibe ich alleine.

Heiraten werde ich auch nicht.

Dieses Jahr war auch der Knackpunkt, der die Richtung der Charakterbildung und Veränderungen der Psyche maßgeblich beeinflusst hat. Die Schutzfunktion hat sich ausgebildet. Und diese war einfach erklärt: Derjenige den du nicht an dich heranlässt, der kann dir auch keinen Schmerz zufügen. Andererseits war es das Jahr, als Bibus, wie ich es persönlich nenne, damit begonnen hat, alles flach zu legen, was nicht binnen drei Sekunden auf den Bäumen war.

An manchen Tagen habe ich ihn darum beneidet, aber wie in vielen anderen Dingen stand mir auch hier die Epilepsie im Weg. Ich stand ja zu dieser Zeit auf dem Standpunkt, dass Mädels nichts für mich sind, da ein kranker Kerl sowieso nicht bei ihnen landen kann.

Zu diesem Zeitpunkt war auch schon klar, dass ich meinen eigenen Weg gehen muss, und wie dieser verlaufen wird, hängt wohl auch von der Epilepsie ab. Ich hatte zu diesem Zeitpunkt schon so die Schnauze

,

voll, und bei jeder Gelegenheit blitzte Agressivität in einer Form durch, die ich Selbst nicht mochte. Es war die eigene Schutzfunktion mit der Flucht nach vorne.

Rücksichtnahme in diesem Alter auf andere oder mich selbst endete dort, wo die Epilepsie nicht war. Es war mir auch bewusst, dass sich darin eine mehr als schlechte Charaktereigenschaft herausbildete, gegen die ich aber nichts tun konnte.

Schließlich hatte ich mir geschworen, dass außer der Epilepsie, gegen deren Schmerz ich machtlos war, niemand mehr in irgendeiner Form körperliche oder seelische Belastungen an mich herantragen darf. Es war ein scheinbarer Teufelskreis, aus dem ich nicht mehr herauskam.

Ein Mittel, wie Ich mit der Epilepsie klarkommen kann, um diese auch irgendwann zu verarbeiten, war nicht in Sicht. Und der Druck den ich mir selbst dadurch auferlegte, wurde immer größer.

Im Herbst jedenfalls hatte Vati die Schnauze voll und besuchte den Hausarzt. Er muss ihm wohl klar gemacht haben, dass ich einen Neurologen brauche, der etwas drauf hat, und Medikamente die etwas taugen. Dieser Besuch muss nützlich gewesen sein. Jedenfalls hatte ich binnen kurzer Zeit einen anderen Arzt und schlagartig ging es mir besser. Die Medikamente waren noch dieselben, nur war der neue Arzt in der Lage, die Dosierung für die Bedürfnisse meines Körpers richtig einzustellen.

Im Alter von gerade vierzehn Jahren begann auch die große Zeit von Baggersee und Schwimmbad. Und dank stabiler Medikamente war ich in der Lage, alles, was man in diesem Alter so treibt, mitzumachen.

Wenn wir mit Mädels zusammen ins Schwimmbad wollten, nahmen wir meist das Fahrrad am Rheindamm entlang bis nach Breisach.

Wenn wir alleine schwimmen gegangen sind, dann meistens an dem Baggersee.

Und dort wurde es Camill, einem
Schulfreund, und mir sehr bald
langweilig. Es gab hier ja keinen
Sprungturm wie im Schwimmbad. Und
immer nur den See rauf und runter zu
schwimmen, war nicht gerade
aufregend. Also beschlossen Camill und
ich das Baggerschiff als Sprungturm zu
nutzen.

Das alles, was Jungs in diesem Alter so
treiben, war hier nun plötzlich möglich,
weil Medikamente und Körper
angefangen hatten, sich zu vertragen.
Das war ja etwas, das ich bisher nicht
kannte. Der Kampf zwischen Körper,
Kopf und Medikamenten änderte sich.
Und trotzdem war Vorsicht geboten.

Obwohl diese positiven Veränderugen
sehr deutlich waren, musste ich immer
mit einem Echo rechnen. In diesem
Zusammenhang hieß das, dass die
Belastbarkeit des Körpers nur von der
Wirksamkeit der Medikamente und
deren Nebenwirkungen abhängig war.

Dennoch hatte ich den Eindruck, dass die Medikamente und der Körper die Oberhand gewannen, und die im Kopf ausgelöste Epilepsie trat etwas in den Hintergrund. Zu diesem Zeitpunkt als es dann mit regelmäßigen
Partys angefangen hat, war glücklicherweise Franz wieder öfter da.
Da geeignete ungestörte Partyräume auch damals schon Mangelware waren, hat uns Franz die Türe zu ihrer eigenen Fischerhütte geöffnet. Das war aber alles andere als eine Hütte.
Bevor wir da allerdings Zugang bekommen haben, gab es noch die eine oder andere Fete in anderen Locations.
Und da Jungs den Mädels gerade in diesem Alter imponieren wollen, machen sie öfters Blödsinn.
Es musste ja immer dekoriert werden und irgendeiner der Jungs ist dann auf die Idee gekommen, dass wir dieses mal Kondome dafür nehmen. Wir haben also reichlich Kondome besorgt und diese mit Wasser gefüllt an der Decke aufgehängt.

Wir fanden es extrem geil, konnten aber nicht wissen, dass das nicht das Ding war, was Mädels in diesem Alter auch imponiert. Die Mädels haben unsere Dekoration gesehen und sind unverzüglich gemeinsam wieder gegangen. Diese Party war also beendet, bevor sie angefangen hatte.

Aber es war uns auch eine Lehre, dass so etwas oder Ähnliches nicht wieder passiert.

Irgendwann kam in diesem Jahr einer der Jungs auf die Idee mit Schlauchbootfahrten auf dem Rhein. Ich weiß nicht mehr genau, wer alles ein eigenes Boot hatte, nur waren diesmal auch die Mädels davon begeistert. Und da wir Väter hatten, die beinahe jeden Blödsinn unterstützten, und auch mal Chauffeur spielten, war das alles kein Problem. Wir unternahmen dann Schlauchbootfahrten auf dem Altrhein. Und je nachdem, wie lange die ausgedachte Strecke an diesem Wochenende gerade war, konnten es schon Bootsfahrten

von 4-5 Stunden werden. Mit richtiger
Planung und ausreichend Getränken
gab es dabei auch niemals Probleme.
Und obwohl alle daran Beteiligten
genau über meine Schwierigkeiten mit
der Epilepsie Bescheid wussten, kamen
niemals irgendwelche Bedenken oder
Kritik auf.
Die Akzeptanz als Mensch war immer
da. Und in einem solchen geschützten
Personenkreis fühlt man sich dann
wirklich sicher, auch als Epileptiker.
Das war natürlich ein Faktor, der mir
gerade in der schwierigen Pubertät sehr
geholfen hat. Da es noch niemanden bei
uns gab, der eigenes Geld verdiente,
weil wir alle noch Schüler waren,
musste angesagte Musik auf anderen
Wegen beschafft werden.
Immer Mittwoch abends gab es im
Radio eine Musiksendung, wo die Lieder
nicht kaputt geplappert wurden. Also
habe ich mich bei Gebhard daheim
verabredet, und er hat den Kassetten-
rekorder mit Mikrofon und Radio
zusammen-

geschlossen. Alles in allem war es eine klasse Zeit.

Außer den Bootsfahrten auf dem Rhein gab es dann noch das Zelten direkt am Rheinufer. Nicht weit weg von Zuhause waren wir deshalb Selbstversorger. Den benötigten Proviant haben wir uns natürlich täglich daheim geholt. Das einzige Problem war nur der enorme Verbrauch von Batterien für unsere Musik.

Da war das nicht immer einfach, die Eltern zum Batteriekauf zu überreden. Da sie in dieser Richtung nicht immer mitspielten, haben wir einiges ausprobiert, um die Batterien zumindest teilweise wieder zu laden.

Wir haben immer genau die Anzahl von Batterien direkt in die Sonne gelegt, die wir brauchten.

Auf diese Weise begrenzt aufladen war möglich, wenn man sie nicht erst dann ausgetauscht hatte, sobald sie komplett leer waren.

Wenn wir die Batterien für eine Stunde in die Sonne legten, konnten wir noch gute zwei Stunden Musik hören, ohne diese aber laut machen zu können.

Als das dann außer mit den Partys auch mit den Abenden auf dem Tanz begann, hat sich eine unserer Mütter was überlegt. Da wir nun beinahe alle fast gleichzeitig im Alter von 15 Jahren in die Lehre kamen und eigenes Geld verdienten, waren wir natürlich auch am Samstagabend unterwegs. Da die Tanzveranstaltungen in unserer Gegend immer pünktlich abends gegen 20 Uhr begonnen haben, war natürlich auch das Ende vorgegeben. Wenn wir dann nach dem Tanz so zwischen eins und zwei nachts daheim waren, wartete an jedem Wochenende in einem anderen Haus eine Überraschung auf uns. Wir hatten einen großen Hobbyraum im Keller. Dort war eine Tafel mit Tassen und Tellern gerichtet, es standen mehrere Thermoskannen mit Kaffee und Kaltgetränken auf dem Tisch. Und einen Kuchen oder Gugelhupf gab es auch dazu. Das hat sich dann eingebürgert und jedes Wochenende hat eine andere Mutter für eine große Kaffeetafel gesorgt.

Da wir zu der Zeit noch keine Autos hatten, waren Besuche von den Tanzabenden mit dem Fahrrad oder Mofa normal.

Es war ja ganz in der Nähe auch jedes Wochenende etwas los und Alkohol war nie ein Thema. Und dann stand wieder eine Geburtstagsparty an, die sorgfältig geplant werden musste. Franz hatte für die Fischerhütte grünes Licht bekommen, wenn wir ein paar grundlegende Bedingungen erfüllen. Das war aber einfach. Es hieß schlichtweg, nichts beschädigen und die Hütte sauber aufgeräumt wieder verlassen, falls wir sie noch einmal nutzen wollen. Und von da an hatten wir eine gesicherte schöne Location für Geburtstagspartys und andere Feten, solange wir nichts kaputtmachen.

Langsam öffnete auch das eine oder
andere interessante Lokal in der
Gegend. Es gab die Royal Bar und diese
hatte auch unter der Woche geöffnet. Sie
wurde zu einer der sogenannten
Stammlokale, die wir regelmäßig
aufgesucht haben.
Die Musik war klasse und Tanzmöglich-
keiten gab es auch. Einen Vergleich mit
der heutigen Zeit kann da kaum
angestellt werden. Es gab zu dieser Zeit
weder Internet noch Handys. Der reale
Kontakt und persönliche Gespräche
standen immer im Vordergrund. Und
dort war es wieder. Eine sprichwörtliche
echte Freude, dass man als scheinbar
behinderter Heranwachsender überall
normal behandelt wurde.

Bei den Gleichaltrigen spielte eine
solche Krankheit nicht die
entscheidende Rolle bei ihrem Verhalten
mir gegenüber. Über Probleme mit der
Epilepsie musste ich mir zu dieser Zeit
keine Gedanken machen, denn
scheinbar hatte der Körper die Kurve
gekriegt, weil auch die Medika-

mentendosis richtig eingestellt war. Das lag wohl auch daran, dass mein Neurologe etwas taugte. Dass ich dennoch mehr beim Arzt herumgesessen bin, machte mir nichts mehr aus, weil es ja meistens nur Kontrollen waren, die gemacht wurden. In den letzten Sommerferien vor Beginn der Lehre hatte ich die ersten beiden Wochen der Ferien einen Gipsfuß und Mutti glaubte, dass ich damit wohl zuhause bleiben werde, da ich ja mit diesem Gips unmöglich schwimmen oder gar radfahren kann. Ich habe ihr dann ein paar Plastiktüten und Paketklebeband aus dem Keller gebracht. Sie hat mich verdutzt angeschaut und gefragt, was das werden soll.

Ich habe sie gebeten, mir einen möglichstwasserdichten Verband um den Gipsfuß zu machen.

Baden gehen kann ich damit trotzdem, nur springen vom Baggerschiff ist unmöglich. Das habe ich ihr versprochen und sie war einigermaßen beruhigt.

Der Weg zum See mit dem Fahrrad dauerte dadurch etwas länger als sonst. Es war aber immer noch besser, als zu Fuß zu gehen oder zuhause zu bleiben. Der Verband musste dann zwei Wochen lang jeden Tag neu gemacht werden. Der Gips zog deswegen am oberen Rand trotzdem Wasser, da der Verband nie wirklich wasserdicht war.

Der Arzt hat mich nur blöd angeschaut, als er den Gips wieder entfernte. Er meinte nur ganz trocken, aha da war einer mit Gipsfuß im Wasser. Solcher Blödsinn, wie ich es heute mit Abstand teilweise nenne, war trotz der Epilepsie nur mit einem stabilen Umfeld und besseren Medikamenten möglich.

Und es zeigte sich immer öfter, dass gute Freunde, ein bedingungsloser Rückhalt zuhause und besondere Menschen, die mit der Krankheit Epilepsie umgehen können, sehr vieles möglich machen.

Es kam dann der Herbst und damit war scheinbar die Zeit des Lotterlebens in der

Schule vorbei. Aber das machte nichts. Ich hatte auf Anhieb eine Leerstelle in meinem Traumberuf bekommen. Es lief alles wirklich toll und das Ende der Probezeit war in Sicht. Nachdem ich nun zwei Jahre dank verbesserter Medizin Ruhe vor Anfällen hatte, ist es drei Tage vor Ende der Probezeit auf dem Betriebsgelände vor einem fahrenden Auto passiert. Da dies eine permanente Gefahr im Betrieb und für mich sein würde, kam das Echo in Form der Kündigung und die erhoffte Ausbildung war dahin. Die Berufsschule konnte ich vorerst weiter besuchen. Nur war es 1973 im Jahr der ersten großen Ölkrise nicht einfach mit Ausbildungsplätzen.

Aber dank Vati und seinen Beziehungen hatte ich kurz darauf wieder ein Vorstellungsgespräch und einen Ausbildungsplatz. Es war nicht die Ausbildung, die ich eigentlich machen wollte, aber für den Moment war mir nur ein Berufsabschluss wichtig.

Die Ursache für den Anfall und die Probleme mit der Epilepsie waren schnell gefunden. Wie das große Blutbild gezeigt hat, muss der Körper Abwehrreaktionen gegen ein Medikament gebildet haben. Da das auf Dauer nicht gut gehen würde, hat mir mein Neurologe die Medikamente für den Körper neu eingestellt. Aus zwischendrin drei Medikamenten wurden wieder zwei. Die entsprechende Dosierung machte er zum damaligen Zeitpunkt an meinem Körpergewicht fest. Die Medizin war noch nicht so weit, es bei jedem Medikament an den im Blut vorhandenen Einheiten festzumachen, die eine genaue Dosierung in Milligramm erlaubten. Das Medikament, das ich seit meinem vierten Lebensjahr genommen hatte, war weg und sofort ging es mir wieder gut.

In diesem Alter wo wir einer nach dem anderen sechzehn Jahre alt wurden, kam das alte Thema wieder hoch. Ich war einfach nicht bereit, mich mit jemandem einzulassen. Das lag natürlich an der Epilepsie. Die meisten der Jungs hatten Freundinnen, und ich hatte mittlerweile den Schüchternen glaubhaft vermittelt. Ich stand damals eben auf dem Standpunkt, dass sich sowieso kein Mädel mit einem kranken Kerl einlässt. Andererseits musste ich ehrlich eingestehen, dass hier und da auch ein bisschen Eifersucht mitspielte.

Aber schließlich hatte ich mir die Suppe ja auch selbst eingebrockt. Es gab diesen Sommer auch wieder einige Geburtstagsparties in der Fischerhütte von Franz. Alkohol selbst war ja nie ein Problem, da wir in der Lage waren uns auch ohne Dröhnung durch Alkohol in gute Stimmung zu versetzen. Und bis auf wenige Ausnahmen klappte es auch immer wieder, ein ausgewogenes Verhältnis zwischen Jungs und Mädels auf die Beine zu stellen.

Auch diese Partys an denen ich trotz der Epilepsie teilnehmen konnte, zeigten eine Akzeptanz als Mensch, die man mir entgegenbrachte, trotz einer latent immer vorhandenen Gefahr von Anfällen.

Kurz darauf hatte ich im Herbst wieder einen der üblichen Arzttermine, bei dem ein großes Blutbild, ein EEG und verschiedenes andere gemacht wurden. Alle Werte schienen auf den ersten Blick wie üblich zu sein, aber die Leberwerte waren sehr bedenklich.
Der Arzt meinte, dass irgendetwas nicht stimmt. Wenn er die Werte im Blut richtig analysierte, dann sieht es so, aus als hätte ich eine Leber wie ein starker Alkoholiker.
Innerlich habe ich wieder getobt, weil: mehr Rücksicht nehmen auf den Körper geht ja nun wirklich nicht. Seit diesem einen Ausrutscher mit dreizehn Jahren hatte ich die Finger komplett von Alkohol weggelassen.

Lediglich das Rauchen war ein Thema, aber das konnte ich zu diesem Zeitpunkt einfach nicht lassen. Der Arzt hat sogar überlegt, mich in das Epilepsiezentrum in Kehl–Kork zu schicken, um mich komplett auf den Kopf stellen zu lassen. Er war der Meinung, dass Pubertät, aktuelle Veränderungen im Körper und Medikamente nicht miteinander klarkommen. Und ich hatte bis zu diesem Tag gedacht, dass das anders wäre. Da aber einen Beweis zu führen, war mehr als schwierig, da die Medizin und ihre Fortschritte noch sehr hinter dem Mond waren, wenn es um Epilepsie ging.

Weil die Leberwerte nach zwei Wochen beim nächsten großen Blutbild bei der Nachkontrolle noch schlechter waren, einigten wir uns auf zwei Tage Klinikaufenthalt. Der Arzt wollte in Zusammenarbeit mit den Neurologen aus der Klinik das Blut durchspülen. Ziel war es, die im Blut befindlichen Medikamente heraus zu spülen und mir gleichzeitig über eine

Infusion gut wirkende Ersatzmedikamente zu verabreichen.

Das wurde dann so gemacht. Nach zwei Tagen waren die Leberwerte wieder normal und die Klinikärzte haben zusammen mit meinem Arzt die tägliche Dosis um zwanzig Prozent gesenkt. Die laufenden Kontrollen ergaben danach wesentlich verbesserte, wenn auch keine guten Leberwerte. Diese neue Einstellung meiner Medikamente, zum Körper und den Blutwerten passend, bedeutete scheinbar endlich Ruhe vor weiteren Anfällen. Für das, was ich so vorhatte, beruflich und privat, brauchte ich nicht nur für das Persönliche die Anfallsfreiheit, sondern auch aus rechtlicher Sicht. Um den Führerschein zu machen brauchte ich das zwingend. In dem Ausbildungsberuf, den ich begonnen hatte, machte ich auch ohne irgendwelche Probleme die Abschlussprüfung. Gelernt habe ich auf die Prüfung nicht einen Streich. Und da war es wieder. Dass ich nichts lernte, lag an mehreren Dingen. Da ich einen sehr großen Teil meiner Aufmerksamkeit auf die Epilepsie legen musste, nutzte ich mir angeborene Talente schamlos aus. Das Beste dabei war ein fotografisches Gedächtnis. Ich musste etwas nur einmal hören oder lesen und habe es gewusst. Das Problem dabei ist, dass man in manchen Bereichen stinkfaul wird, wenn man weiß, dass man ein solches Talent hat. Ein weiterer Pluspunkt war eine extreme Stärke in Kopfrechnen und die Tatsache, dass ich so gut wie überhaupt keine Rechtschreibfehler gemacht habe. Das hatte natürlich auch Schattenseiten.

Ich kann mich erinnern, dass ich bei der Prüfungsvorbereitung in einer Arbeit in kaufmännischem Rechnen eine 3,5 als Note bekam, obwohl alles richtig gewesen ist. Mein Lehrer, bei dem ich eine Notenkorrektur erreichen wollte, und der auch im Prüfungsausschuss saß, meinte trocken, dass ich den vorgegebenen Rechenweg nicht eingehalten habe. So könne er nicht nachvollziehen, ob ich etwas kann oder nicht. Ich habe ihm vorgeschlagen, dass er auf die Innenseite der Tafel ähnliche Aufgaben schriftlich aufmalt, und sie mir öffnet, wenn ich nächstes mal zum Unterricht komme. Er meinte nur, was soll das bringen? Ich erklärte ihm, dass ich vor Unterrichtsbeginn alle Aufgaben in Anwesenheit der anderen Schüler im Kopf lösen werde und das Ergebnis unter die Aufgaben schreibe. Kann ich alle Aufgaben lösen, dann hätte ich gerne eine Notenkorrektur auf 2,0.

Wenn ich es nicht kann, dann hat es sich mit der Korrektur erledigt. Er war damit einverstanden. Zwei Tage später war ich kurz vor Unterrichtsbeginn da und wartete auf den Lehrer.

Er kam herein, als alle da waren. Grinsend öffnete er die Tafel. Als ich das Okay bekam, habe ich angefangen. Alle Aufgaben waren im Kopf innerhalb ganz kurzer Zeit gelöst und

die passenden Lösungen habe ich auf der Tafel notiert. Die Notenkorrektur habe ich bekommen. Auf seine Rückfrage vor der Klasse, wie ich das denn gemacht hätte, konnte ich nur eines sagen.
Ich weiß es nicht, wie ich das gemacht habe. Es funktioniert einfach. Aber mich streng nach dem Rechenweg richten kann ich einfach nicht.

Genau so war es immer. Egal worum es sich handelte, Kalkulationen machte ich immer im Kopf und habe mir persönlich die Daten danach notiert, um sie zu sichern.
Auch die Badesaison am Baggersee hat sich wie einiges andere jedes Jahr wiederholt.
Irgendwie hat es Camill und mir viel Spaß gemacht, weil wir immer viele Zuschauer am Baggerschiff hatten.

Dass mein kleiner Bruder Martin auch dazu gehörte, habe ich von ihm erst sehr viel

Später erfahren, als wir bereits erwachsen waren.

Nach ein paar Jahren, im ungefähren Alter von 17 Jahren beging ich den Fehler, meinen Onkel Ernst zu fragen, wie hoch die einzelnen Ebenen des Baggerschiffs denn sind. Er war ja schließlich der Baggerführer des Schiffs. Er meinte, dass die einzelnen Ebenen des Schiffs normal hoch sind, aber dass man berücksichtigen muss, dass der untere Rand etwa vier Meter aus dem Wasser herausragt. Das ergibt sich zwangsläufig, weil es eine unten hohle Ebene ist, die in der Mitte eine Öffnung für den Bagger hat und nur einen äußeren Rand besitzt. Auf meine Rückfrage wie hoch sein Führerhaus sitzt, das sich über der zweiten Ebene befindet, meinte er, dass es auf dem Dach dort annähernd zehn Meter oder darüber bis zur Wasseroberfläche sein können.

Die Höhe kommt nur zustande, weil der untere Rand der Plattform mehrere Meter aus dem Wasser ragt. Und das deswegen,

weil das Schiff so gebaut wurde, dass
der Greifarm, beziehungsweise die
Schaufel des Baggers über der
Wasseroberfläche hängen musste, wenn
nicht gearbeitet wurde.

Auf meine Frage wie hoch es von der
obersten Ebene ist, wenn man die Höhe
des Geländers mit dazu rechnet, meinte
er trocken, dass ich da noch einmal an
die drei Meter aufrechnen kann.

Als ich das gehört habe, war es vorbei.
Mein Hirn hat gemeint, dass Camill und
ich wohl nie wieder springen werden.
Irgendwann siegt dann Vernunft über
jugendlichen Leichtsinn, wenn man es
mit Abstand betrachtet. Aus der
heutigen Sicht waren das alles
vorsätzlich eingegangene Risiken wegen
meiner Epilepsie.

Ich habe es zu dieser Zeit wohl bewusst
in Kauf genommen, dass ein
epileptischer Anfall irgendwann dort
auftritt, wo mir keiner mehr helfen
kann. Mit Vernunft hatte das nichts zu
tun.

Das war dann die Zeit, wo einige der Älteren aus der Clique mit dem Führerschein angefangen haben. Dass früher oder später die Ersten ein eigenes Auto hatten, bedeutete natürlich mehr Flexibilität. Anfangs war es noch etwas schwierig, weil einerseits viele Leute mitfahren wollten, aber ein Auto nun einmal begrenzt Sitzplätze hat. Da, wo sich Paare gebildet hatten, war klar, dass die als erstes mit dabei waren.

Als Single war es da eher schwierig. Das ging so über einen Zeitraum von mehreren Monaten, oder eher noch fast einem Jahr so.

Zwischenzeitlich waren wieder einige große Feten in der Fischerhütte von Franz, und eine Party war so geil wie die letzte. Es war einfach immer etwas los. Langeweile gab es nicht. Wenn irgendetwas zu besprechen war, dann wurde das immer persönlich geregelt und man ist ein paar Straßen weiter zu

seinem Kumpel nach Hause gefahren.
Das Gedöns mit Smartphones und
Internet gab es ja noch nicht. Das alles
war ja noch nicht erfunden. Dafür zählte
das persönliche Gespräch, was
gegenüber der heutigen Zeit sicher viel
besser war. Aber das ist eine rein
subjektive Ansicht, meinerseits rück-
blickend betrachtet. Da ich mit dem
Führerschein etwas später begonnen
hatte, wurde es nichts mit rechtzeitig
zum achtzehnten Geburtstag. Dafür
aber war die Party genial, denn darin,
so etwas zu organisieren waren wir ja
perfekt.
Zwischendrin kamen alte Diskussionen
wieder auf, was das Verhältnis von
Mädels und Jungs betrifft. Wie es eben
im Leben so ist, hatten sich teilweise
Paare gebildet und einige der Mädels,
die bisher zu uns auf Feten gekommen
sind, gingen jetzt mit ihrem Freund
eigene Wege.

Das führte automatisch zu einem
Verhältnis, das wir bisher weder hatten
und auch nicht mochten.

Irgendwann hat mich dann Camill
darauf angesprochen, wie ich mit denn
meinen anstehenden neunzehnten
Geburtstag vorstelle. Da wir immer
alles was Partys betraf, detailliert
vorbereitet haben, machten wir einen
Plan für die Einladungen.
Wie viele Jungs kommen würden, war
schnell klar. Ein ausgewogenes
Verhältnis mit den jungen Damen des
weiblichen Geschlechts hinzukriegen,
war dagegen nicht so einfach. Camill
hat mir dann von Daggi erzählt, die ich
bitte einladen soll, weil Peter
anscheinend ein Auge auf sie geworfen
hat. Er sagte auch, dass sie gerade erst
15 ist, aber schon zweimal auf einer
Party bei uns war. Gesagt, getan. Ich
kannte sie ja und habe Daggi dann in
den Nächsten Tagen zügig angesprochen
und sie für meine eigene
Geburtstagsparty eingeladen.
Sie meinte, dass das wohl sehr schwierig
werden wird. Auf meine Frage, warum,
entgegnete sie mir, dass sie eine ältere
Schwester hat, die ein richtiger Stuben-
hocker ist. Außer Schule und lernen hat
die nichts im Kopf. Aber wenn es nicht

anders geht, lade ich sie auch ein. Also
verabredeten wir uns einen Tag später
abends gegen achtzehn Uhr an der
Bushaltestelle.
Sie sollte um diese Zeit mit dem Bus aus
Freiburg ankommen. Als ich ankam,
hatte der Bus schon angehalten und ich
fragte Daggi, wer denn ihre Schwester
ist. Sie sagte nur, die ist schon weg. Da
vorne geht sie.
Also bin ich ihr hinterher, habe sie
angesprochen und eingeladen. Sie sagte,
dass sie es sich noch überlegen will, und
ich antwortete, dass ich weiß, wo sie
wohnt, ich die Daggi kenne und sie am
Samstag kommender Woche zusammen
um neunzehn Uhr abends abholen
werde.
Ich bin zurück zu Daggi und habe ihr
erzählt, dass sie jetzt beide eingeladen
sind, und wann ich sie abholen komme.
Es gab dann mit Camill zusammen noch
einige Dinge vorzubereiten, aber es
waren ja noch zehn Tage Zeit. Der
Partyabend

kam näher und ich hatte mitbekommen, dass einige der Jungs die jungen Damen schon unter sich aufgeteilt hatten. Dem Anschein nach zumindest.

Der Joachim soll die Party ausrichten, weil er ja Geburtstag hat, aber die Mädels sind für uns. Dass ich selbst ein Auge auf eine geworfen hatte, behielt ich für mich. Der Spruch, den ich im Alter von dreizehn Jahren losgelassen hatte, dass ich immer alleine bleiben will, hatte keine Gültigkeit mehr. Ich sagte zu mir, entweder die oder keine. Wenn das nicht klappt, lebe ich mein Leben à la carte.

Der Abend kam und irgendwann auch der richtige Zeitpunkt, mit ihr ins Gespräch zu kommen.

Irgendwann gegen 23 Uhr sagte sie zu mir dass sie nur Ausgang bis Mitternacht hat. Und ich sagte zu ihr, um diese Uhrzeit geht niemand von einer unserer Partys nach Hause. Ich bringe dich später heim, aber jetzt ist noch nicht die Zeit dafür.

Wir haben uns dann für den kommenden Nachmittag verabredet. Denn am Sonntag gingen wir immer nachmittags in eines unserer bevorzugten Cafés. Es gab da entweder das Café Wiesler in Eschbach oder das Café Kiechle in Wasenweiler. Also sind wir kurz vor halb zwei bei Daggi und Bine zuhause aufgetaucht. Zwei Autos warteten unten an der Straße und nur die beiden Schwestern fehlten noch. Ich klingelte also und die Türe ging auf. Im ersten Stock angekommen ging nur ein kleiner Spalt der Wohnungstür auf und wie sich herausstellte, streckte ihre Mutter den Kopf raus. Ich sagte höflich, dass ich da bin, um die beiden Mädels abzuholen.

Ihre Mutter entgegnete mir, dass die beiden Hausarrest haben, weil sie morgens um halb sieben erst daheim waren, obwohl sie nur bis Mitternacht Ausgang hatten.

Da ist mir beinahe der Hut hochgegangen,und ich dachte, wenn sie es nicht anders haben will, dann eben so.

Ich sagte ihr, dass niemand der mit uns verkehrt, in diesem Alter noch Hausarrest hat. Und wenn wir schon dabei sind, spiele ich gleich mit offenen Karten, weil Diplomatie ist mir dank der Krankheit Epilepsie fremd. Also frei raus, ihre Tochter wird irgendwann meine Frau und sie bekommen Enkelkinder von mir. Wenn Sie die je zu Gesicht bekommen wollen, spielen wir ausschliesslich nach meinen Regeln. Die beiden sind in zwei Minuten unten an der Straße und wir haben Frieden. Wenn nicht, dann rede ich mit meinem Vater.

Er hat ein großes Haus und bestimmt noch ein Zimmer, das er frei machen kann. Sind die Bine und ihre Schwester also nicht unten, dann zieht die Bine an ihrem achtzehnten Geburtstag hier aus und sie ist weg. Danach bin ich nach einem auf Wiedersehen wieder gegangen. Und nach zwei Minuten waren die Mädels unten, wie ich es erwartet hatte. Bine fragte ganz

direkt,... Bist du immer so? Ich sagte:
Nein, nur wenn es notwendig ist. Damit
waren die Fronten geklärt. Wir sind
dann an diesem Sonntag in das Café
Kiechle gefahren. Bine musste
unbedingt den Käsesahnekuchen
probieren. Eine sehr leckere Torte von
der man nie genug bekommen konnte.
Aus reiner Neugier bin ich zwei Tage
später wieder zu ihren Eltern hin. Ich
wollte austesten, wie sie reagieren
werden. Ihr Vater war auch daheim und
hat mich, ohne ein Wort zu sagen,
gemustert.

Guten Abend war das Einzige, was er
über die Lippen brachte. Ich hatte einen
Tag vorher mit Vati gesprochen.
Sein fünfzigster Geburtstag stand dieses
Jahr an, und ich habe ihm gesagt, dass
ich jemanden mitbringen werde, falls
das erlaubt ist.
Er war etwas erstaunt, dass ich ihm das
ein halbes Jahr vor seinem Geburtstag
sagte, aber als ich ihm erklärte, warum
ich

das tat, meinte er nur, du weißt ja, was du da tust, und dass du dich auf sehr dünnes Eis begibst. Ich sagte nur: Ja, Vati, aber auch ich habe wegen meiner charakterlichen Veränderungen durch die Epilepsie meine Grenzen. Deswegen muss ich ihnen sehr früh zeigen, wo der Hammer hängt. Es hat dann noch ein paar Monate sehr geknirscht bis zu ihrem achtzehnten Geburtstag.

Da habe ich sie dann abends abgeholt und ihr Vater saß flennend im Wohnzimmer. Er fragte nur, ob sie jetzt auszieht. Bine und ich sagten trocken nein. Ausziehen wird sie, wenn sie entweder arbeitet oder nach dem Abi studiert und die wirtschaftliche Situation gesichert ist. Wir ticken da beide gleich, und wenn es so weit ist, erfährt er es von seiner Tochter zuerst. Es hat danach noch etwas gedauert, bis ich mich mit den Eltern von Bine zusammengerauft habe, denn schließlich war ich schon damals kein einfacher Mensch, und die undiplomatische Flucht nach vorne war schon damals meine Schutzfunktion, die ich mir selbst zugelegt hatte. Es erschien mir das für mich wirksamste Mittel Leute auf Distanz zu halten. Denn wirkliche Nähe habe ich damals schon nur von einem kleinen Personenkreis zugelassen, bei denen ich wusste, dass sie mich wegen meiner Epilepsie nicht als weniger wert oder als minderbemittelt ansahen. Gerade aber behandelt werden wie jemand, der geistig etwas unterbelichtet zu sein scheint, war das, was Leute mit dir gemacht haben, sobald sie von der Krankheit Epilepsie erfahren haben. Vor gut einem Jahr hatte ich mit dem aktiven Fußball aufgehört, weil einerseits mein rechtes Sprunggelenk laufend Theater machte, aber es auch Fußballer gab, die wesentlich besser waren als ich selbst.

Aber es blieben ja noch die Freitage im Turnverein. Zu dieser Zeit war Erich noch Vorsitzender des Turnvereins, und am

Freitagabend wurde meistens Handball gespielt. Nach dem Handball sind wir sehr oft zum Essen in den Pfauen nach Umkirch gefahren. Die Schnitzel mit Pommes waren einfach legendär. Zu dieser Zeit hat sich dann auch das verändert, was es in jeder Generation gibt. Es haben sich immer mehr Paare aus der alten Clique gebildet. Diese sind dann meist alleine oder mal zu viert weggegangen.

Das gerade auch deswegen weil einige der nun jungen Frauen des Jahrgangs den Wohnort gewechselt haben. Und es dauerte nicht lange bis die ersten unserer damaligen Mädels, ihre Hochzeit ankündigten.

Also war sofort klar, dass für anstehende Polterabende das entsprechende Geschirr in ausreichender Menge besorgt werden musste. Wir haben uns da umgehört, und einer der Jungs hat von einer Firma erfahren, die Geschirr herstellt, und Produktionsausfälle bedingt durch Farbfehler oder Ähnliches entweder selbst wegwirft oder verschenkt, wenn

man es abholt. Wenn man etwas davon
brauchte, musste es nur rechtzeitig
angemeldet werden. In diesen Fällen
wurde es aufgehoben. Nun musste aber
als erstes ein geeignetes Fahrzeug
gefunden werden. Das war nicht weiter
schwer. Die Eltern von Camill hatten ja
eine Gärtnerei und dort war ein VW-Bus
im Dauereinsatz.
Die Genehmigung hatte Camill sehr
schnell und einen Führerschein hatten
wir ja auch. Anfangs sind wir immer zu
dritt, meistens an einem Nachmittag
dorthin gefahren, und haben eingeladen,
was im Kombi Platz hatte.

Man hat uns dann gesagt, dass wir
außer Tassen und Tellern auch größere
Keramik haben konnten, wenn wir
rechtzeitig Bescheid geben.
Auf unsere Rückfrage haben wir dann
erfahren dass es auch einmal
Waschbecken und auch Toiletten-
schüsseln sein können.
Diese werden hergestellt und wenn
Farb-

fehler oder ähnliches auftreten, werden auch diese weggeworfen.

Bei einem solchen Angebot kann und darf man selbst einfach nicht nein sagen. Also bestellten wir dort immer dann eine Reservierung, wenn wir von einem Polterabend erfuhren, der in den kommenden Wochen oder auch später stattfinden sollte. Es erschien uns aber unsinnig, immer zu dritt dort hinzufahren. Also wurde die hintere Sitzbank auch draußen gelassen oder ausgebaut, falls nötig. Je nachdem, wer gerade Zeit hatte, fuhr dann mit Camill dorthin, wenn ein Polterabend anstand. Der VW Bus war immer bis unter das Dach beladen. Wir achteten also nicht auf das zulässige Gewicht, sondern nur auf das zur Verfügung stehende Volumen das wir beladen konnten. Und Bibus, der Schlawiner, hat immer schadenfroh gegrinst, wenn es irgendwo einen Polterabend gab.

Ich habe ihm dann auch gesagt, dass er sich nicht zu früh freuen soll. Ich hatte mir für seinen Polterabend schon was überlegt, und so viel Material, wie er hingeschmissen bekommt, hat die Welt noch nicht gesehen. Wir warteten jetzt alle sehnsüchtig darauf, bis das irgendwann soweit war. Aber der Schlawiner hat wohl damals schon gewusst, wie er uns leimt und er uns diese Chance keinesfalls geben wird.

Es kam also ein Polterabend nach dem anderen und es lief, weil gut organisiert, immer gleich ab. Aber es waren ja nicht nur Polterabende, die uns beschäftigten. Die Fastnacht und der Wagenbau für Fastnachtsumzüge hatte einen hohen Stellenwert. Es machten die Vereine, die Landjugend und auch Einzelpersonen und kleine Gruppen mit.
Und gute drei Monate war im Umkreis von einigen Kilometern wohl jede Scheune mit Wagenbauern belegt.
Das musste sein, damit keiner erfahren hat, was die anderen so machen. Einer der Umzüge, die von der katholischen Landjugend durchgeführt wurde,

war einer, der mir immer im Gedächtnis blieb. Ich durfte auch dabei sein und das Thema war: Menschen in der Steinzeit. Die Kleidung und auch die Ochsenknochen wie alles andere waren echt. Wir hatten auch einen Kessel mit erwärmtem Tierblut mit dabei. Es hat zwar fürchterlich gestunken, aber es wärmte den Körper vorübergehend. Denn wir hatten ja auch außer der Steinzeitkleidung nichts am Leib. Und das trotz eiskalter Februarluft. Es war sicher einer der geilsten Umzüge, an dem ich aktiv mit dabei war, aber wir waren auch froh, als diese beiden Umzüge vorbei waren.

Schliesslich war der Umzug bei uns immer am Sonntag und der Rosenmontagsumzug am Montag stand ja noch aus.
Da haben wir immer in Bad Krozingen mitgemacht. Mutti hat mich am Rosenmontag nach dem Umzug ins Bad geschickt, und gesagt, dass ich nicht wieder herauskommen soll, bis der ganze

ekelhafte Gestank aus dem Haus raus ist. Sie muss jetzt erst einmal lüften. Es war auch eine Richtige Schrubberei, den Dreck und Gestank wieder vom Körper herunterzubekommen. Duschen war da nichts, das wirklich helfen konnte. Also habe ich wegen des ganzen Drecks und Gestanks zweimal hintereinander gebadet.

Das ging einfach nicht anders und die Haare musste ich gleich dreimal waschen. Danach habe ich aber wieder halbwegs wie ein normaler Mensch ausgesehen und auch so gerochen. Nicht an allen Wochenenden war Tanz und Party angesagt. Ab und zu wollte man selbst etwas ruhiger haben.

An einem Wochenende im November war nun wirklich tote Hose und dank eines katholischen Feiertags noch weniger los.

Es hatte geschneit und wir haben zu viert überlegt, was wir heute treiben. Camill und seine damalige Freundin und ich mit

meiner Bine setzten uns in den Manta von Camill und sind einfach losgefahren. Es war ja nichts los, und deswegen hatten wir auch kein bestimmtes Ziel. Also fuhren wir Richtung Freiburg, durchquerten die Stadt in Richtung Höllental und haben während wir uns unterhalten haben, jedes Ziel vergessen. Irgendwann haben sich dann unsere Mädel gemeldet, und gemeint, dass sie gerne mal zur Toilette gingen. Und als wir zur Uhr schauten, merkten wir auch, dass schon einige Zeit verstrichen war. Da kam dann plötzlich ein Schild mit dem Hinweis auf eine Disco. Wir befanden uns in Titisee-Neustadt.
Kurzerhand haben wir angehalten und unseren Mädels gesagt, dass wir uns irgendwo hinsetzen, und schauen, was es zu trinken gibt. Sie können ja zwischenzeitlich das erledigen, was wichtig ist. Camill und ich haben uns in der Disco hingesetzt, die eigentlich ein Nobelschuppen von Tanzbar war. Es kam auch sofort ein

Kellner, der uns bedienen wollte. Wir haben abgewunken und wollten uns erst die Karte ansehen. Ein kurzer Blick auf die Karte reichte uns, um zu sehen, dass das nicht unsere Preisklasse war und wir durch eine Cola und ein Bier nicht das Eigentumsrecht an dem Schuppen erwirken wollten. Die Mädels kamen und wir gingen zur Toilette, um dann auf den Parkplatz zu verschwinden. Unsere weibliche Begleitung ist durch den Vordereingang wieder raus.

Wir vier haben uns dann ins Auto gesetzt, und sind das Höllental wieder in Richtung Freiburg runtergefahren. In der Stadt haben wir dann den Rest des Abends beim Italiener mit etwas Feinem zu essen und schönen Gesprächen verbracht. Es war ein toller ruhiger Abend ohne Hektik, der nach Wiederholung rief. Und dann kam das Jahr 1981.

Ich musste in den sauren Apfel beißen und Einladungen zum eigenen Polterabend verteilen.

Camill ist lachend vor mir gestan-

den und sagte grinsend: Du weißt ja, was das heißt. Ich habe besser keine Antwort darauf gegeben, denn die hätte alles nur noch schlimmer gemacht.
Die Vorbereitungen liefen, und da meine Schwiegereltern zu dieser Zeit das Gasthaus Kreuz im Ortsteil Bremgarten gepachtet hatten, war sofort klar, wo wir den Polterabend machen werden.

Und da ich gesagt habe, dass es nichts zu essen gibt, wenn das mit dem Poltern zu lange dauert, hatte ich etwas Glück. Dennoch war die komplette Kreuzung vor dem Gasthaus dick mit Scherben übersät.
Es war irgendwann auch alles aufgeräumt und es gab einen tollen Abend.
In diesem Jahr waren dann auch Bürgermeisterwahlen, bei denen Erich kandidierte.
Das, was während dieses Wahlkampfes in unserem Ort passierte ist etwas, das man nicht vergisst. Es bildeten sich im Ort zwei Lager, die einander mehr als nur unschön bekämpften. Es sind dabei

langjährige Freundschaften zerbrochen, und Leute sind sich auf der Straße aus dem Weg gegangen. Und das alles nur, weil man hinter einem Verwandtschaftsverhältnis Klüngelei mit dem Amt vermutete, wenn eine bestimmte Person Bürgermeister werden würde. Verstanden habe ich das bis heute nicht. Die Wahl kam und mit Abstand betrachtet, bekamen wir einen Bürgermeister, der sich für die Gemeinde und ihre Bürger aufopferte. Zwischenzeitlich war auch unsere Hochzeit vorüber und es schien alles prächtig zu laufen. Die Epilepsie ruhte sozusagen, weil außer jeden Tag die Tabletten nehmen und regelmässig zu Kontrolluntersuchungen beim Neurologen gehen, war sonst nichts bedeutendes.

Im Frühjahr war dann klar, dass ich im laufenden Jahr auch noch Vater werden würde. Es war nur gut, dass ich mich vorab wegen meiner Epilepsie bei unterschiedlichen Ärzten kundig gemacht

hatte, ob die Gefahr besteht, dass diese Krankheit vererbt werden kann. Da ich diesbezüglich ein absolutes Nein zu hören bekam, stand auch einem Kinderwunsch nichts entgegen. Als die Schwangerschaft fortgeschritten war, sagte Bine irgendwann, dass wir noch etwas Passendes für sie zum Anziehen kaufen müssen. Und das erwies sich damals mehr als nur schwierig. Die Auswahl an Schwangerschaftskleidung war zu dieser Zeit nicht nur mangelhaft, sondern man musste auch Zeit und Geduld mitbringen,
um überhaupt etwas zu finden.
Wir sind also nach Freiburg gefahren. Während dieser Zeit war aber die Auswahl an geeigneter Kleidung nicht so groß, wie das heutzutage der Fall ist. Suchen war ein absolutes Muss. Letztendlich haben wir dann doch etwas gefunden. Es verging die Zeit und wären nicht regelmässige Rezepte und die Tabletten gewesen, hätte nichts an meine Epilepsie erinnert. Meine Frau hat nach dem kurzen Mutterschutz

wieder gearbeitet und nahm auch das
Auto mit, da ich es nicht brauchte.

Zwischendrin hatte ich ein Gespräch mit
der Mutter von Bibus. Dabei habe ich
zufällig erfahren, dass er kurz zuvor
geheiratet und uns alle verladen hat.
Er war scheinbar mit seiner Braut in
Urlaub und stand, wohl vor einem sehr
schönen Hotel in Las Vegas, als er ihr
sagte, dass es sicher sehr schön sein
würde, in einem solchen Hotel die
Hochzeitsnacht zu verbringen.

Und dort hat er ihr dann offensichtlich
auch gesagt, dass sie einen Termin beim
Friedensrichter haben, und hier jetzt
einchecken. Er hatte ja ohne das Wissen
seiner damaligen Freundin die
kompletten Papiere für eine Hochzeit
bereits organisiert.
Typisch Bibus halt. So ist er eben. Und
wir schauten mit unserem Plan
komplett in die Röhre.
Irgendwann hatte unser Sohn dann eine
dieser Standarduntersuchungen als
Klein-

kind und ich hatte meine Frau zur
Arbeit gefahren.
Der Kleine war im Kindersitz mit dabei.
Und ich wollte auf dem direkten Weg zu
dieser Untersuchung beim Kinderarzt
fahren. Kurz bevor ich von Umkirch
herkommend bei Freiburg Mitte an der
Autobahn ankam, begann ich schlechter
zu sehen.
Ich sah auf einem Auge wie durch
Milchglas. Also fahre ich langsamer und
komme auf die Autobahn.
Zwischenzeitlich kam leichter Schwindel
dazu und ich konnte den linken Arm nur
unter großen Schmerzen bewegen. Zum
Kinderarzt fahren war jetzt nicht mehr.

Ich brauchte Hilfe. Der erste Gedanke
war meine Schwägerin Beate, die
daheim war und in Bremgarten wohnte.
Der Schwindel wurde stärker, aber auf
der Autobahn anhalten, wenn man ein
kleines Kind dabei hat, ist gefährlich.
Ich schaffte es mit Mühe und Schritt-
geschwindigkeit

zu meiner Schwägerin, ohne zu wissen, was los ist.

Mit Mühe erreichte ich gerade noch in ihre Wohnung, klappte bei ihr auf der Couch zusammen und sie rief den Arzt. Mittlerweile konnte ich weder Arme noch Beine und auch meine Zunge nicht mehr bewegen. Der Krankenwagen kam und ab dem Zeitpunkt war ich anscheinend schon bewusstlos. Am Tag darauf, als ich in der Klinik aufgewacht bin, war leichte Besserung in Sicht. Die Ärzte hatten mit meiner Frau geredet und ihr gesagt, dass ich noch zwei Tage bleiben muss.

Am Abend kam dann Vati vorbei. Er erklärte mir, dass er absichtlich so spät käme, weil er sicher gehen wollte, dass wir alleine sind. Er hatte zwischenzeitlich mit Bine geredet. Sicher war jedenfalls, dass ich eine Vergiftung hatte, aber Details erführen wir nach allen Blutuntersuchungen am kommenden Tag.

Wie sich dann herausgestellt hat, war es eine Medikamentenvergiftung. Die verabreichte Menge meiner Medikamente wäre beinahe tödlich gewesen. Der behandelnde Arzt erklärte mir, dass ein Glas Bier am gestrigen Tag ausgereicht hätte, um zu sterben. Die Leber war beinahe am Ende, die Nieren arbeiteten nicht mehr richtig, und das alles wegen der Auswirkungen meiner Medikamente.

Die Dosis war so hoch, dass ich laut der Prognose der Ärzte etwa sechs Monate lang keine Medikamente nehmen darf, da die im Körper befindliche Dosis ausreicht, um ein Pferd zu töten, und nicht ausgeschwemmt werden kann.

In groben Zügen hatte Vati das schon am Vorabend gewusst. Nur die erweiterten Blutwerte wegen der anderen Organe und deren Zustand fehlten als Bestätigung. Er holte einen Umschlag aus seiner Tasche und daraus ein Blatt Papier. Dann sagte er ganz trocken: Unterschreib das bitte. Beim

genaueren Hinsehen erkannte ich, dass es eine Blankovollmacht war. Der Neurologe hat dich beinahe umgebracht, und ich nehme das jetzt in die Hand, sowie damals in der Grundschule, als man dich zwingen wollte mit der rechten Hand zu schreiben.
Ich habe folgsam wie ein kleines Kind unterschrieben, weil diesen Blick von Vati kannte ich nicht und er machte mir Angst. Ohne viele weitere Worte hat er sich verabschiedet und meinte: Wir sehen uns dann zuhause. Ich durfte zwei Wochen lang nicht arbeiten und war zweimal die Woche beim Arzt.
Wieder hatte Vati seine Finger im Spiel und dafür gesorgt, dass ich noch während des Klinikaufenthalts einen Termin bei einem anderen Neurologen bekam. Der hat mir aufgrund der ihm vorliegenden Unterlagen gesagt, dass der Körper komplett ausgeschwemmt und von allen Medikamenten befreit werden muss. Geht man von meinem mometanen Zustand aus, wären sonst Organschäden zu befürchten.

Ich fragte dann: und wie soll das aussehen?

Er erklärte mir, dass ich alle drei Wochen ein großes Blutbild machen muss. Und ab einem bestimmten Zeitpunkt, wenn er es mir sagt, darf ich dann auch nicht mehr Auto fahren. Ich fragte ihn daraufhin: Soll das heißen, dass sie einen Krampfanfall provozieren wollen, obwohl ich seit Jahren Ruhe habe?

Er sagte einfach ja, das muss sein. Auf meine Äußerung, dass ich mir dann einen Anwalt nehmen werde, bekam ich als Antwort, dass das überflüssig ist. Sie haben ihrem Vater doch eine Blankovollmacht unterschrieben. Er ist damit zu seinem Anwalt und der zu mir gekommen.

Sie müssen sich um überhaupt nichts kümmern und nur wieder gesund werden. Um den Rest kümmern wir uns. Niemand weiß davon und Sie halten sich da bitte raus.

Das ist ein Zitat von ihrem Vater, er hat nämlich weder mit ihrer Mutter noch sonst irgendjemandem darüber gesprochen.

Diskretion ist da im Moment einfach alles. Ab dem Zeitpunkt wusste ich, wo ich meine harte Seite her hatte. Und das obwohl ich bisher nicht wusste, dass mein Vati sowas überhaupt besessen hat. Im Unterschied zu mir regelte er eben alles auf diplomatische Art. Schließlich strahlte er eine unvergleichliche Ruhe aus und wurde niemals laut.

Diese Seite von ihm war also komplettes Neuland für mich. Ich kam nun alle drei Wochen zum Arzt wegen des großen Blutbildes. Nach etwas mehr als fünf Monaten sagte er dann, dass ich ab jetzt das Auto stehenlassen muss. Das machte im Moment sowieso nichts aus, da ich mit meinem Bruder Martin zur Arbeit gefahren bin. Schließlich hatten wir einige Jahre denselben Arbeitgeber. Weitere drei Wochen später ist es dann unvermittelt passiert. Es war in der Firma während der Frühstückspause. Gut, ich hatte gewusst, dass das irgendwann passiert, die Führerscheinstelle war auch informiert und ich musste für zwei Jahre den Führerschein abgeben.

Es gibt ja außer medizinischen auch gesetzliche Regelungen. Ärgerlich war nur, dass mein Arbeitgeber, seines Zeichens der Betriebsleiter der Firma mich unabhängig davon angezeigt hat, so dass ich verpflichtet wurde, außer zum Neurologen auch zu einem bestimmten Arbeitsmediziner zu gehen. Und der war offensichtlich ein Stammtischkumpel des Betriebsleiters. Er hat auf diese Weise nur ein Druckmittel gesucht, meine Entscheidungen als Betriebsrat zu beeinflussen.

Die Anzeige von ihm gegen mich hatte zur Folge, dass ich den Führerschein nicht nach Vorlage eines notwendigen ärztlichen Gutachtens automatisch wieder bekommen würde. Er hat damit erreicht, dass ich den sogenannten Idiotentest (MPU) machen lassen musste. Dieser kostete damals sehr viel Geld und war auch nicht einfach. Problematisch war dabei nicht der Test selbst. Es war das damit verbundene psychologische Gespräch und dabei war nicht der Psychologe, der dem Patienten die Fragen stellt. Es war immer ein zweiter dabei, der die Antworten interpretiert hat und die Empfehlung in die eine oder andere Richtung geben würde. Mein Herr Betriebsleiter hatte es während dieser zwei Jahre, die ich laufen musste, mit dem Betriebsrat schon nicht einfach. Als ich den Führerschein wieder hatte und mit dem Auto morgens ankam, erhielt ich von ihm ein schriftliches Verbot, den Firmenparkplatz benutzen zu dürfen.

Diesen Fehler hätte er lieber nicht gemacht. Es war für mich zu diesem Zeitpunkt schon klar, dass ich mich bei kommenden Betriebsratswahlen wieder aufstellen lassen würde. Es war ja auch aus der Vergangenheit bekannt dass der Herr

Betriebsleiter schalten und walten würde, wie er es für richtig hält. Und wenn das bedeutete, dass man Leute unter Druck setzt oder schikaniert, war das normal. Und da war er bei mir jetzt genau an den Richtigen geraten.

Durch die Epilepsie hatte ich mir sowieso ein sehr dickes Fell zugelegt und war in jeder Hinsicht sehr belastbar.

Es ging nicht lange und er wollte wieder etwas von mir als Betriebsrat. Er bestellte mich in sein Büro, konnte wie immer sein Gegenüber nicht ansehen, warf Radiergummi und Bleistift an die Wand und meinte, er könne bei mir mit einem cholerischen Anfall punkten. Ich habe ihm dann kurz und trocken erklärt dass der Betriebsrat, alles blockieren wird, bei dem er sich nicht ganz genau an das Gesetz hält.

Und als Beigabe habe ich ihm noch gesagt, dass es nicht mein Problem ist, wenn ihn seine Lebensgefährtin am Wochenende nicht rangelassen hat. Seine Minder-

wertigkeitskomplexe soll er an anderen auslassen. An mir jedenfalls nicht. Ich habe zu tun.
Dann habe ich das Büro verlassen und bin zurück an meine Arbeit. Ich war danach noch vier Jahre in dem Betrieb und auch Betriebsrat.

Und ich versichere, dass es nicht seine schönsten Jahre waren.
Ich habe dann den Betrieb auf eigenen Wunsch verlassen, weil der Druck, den ich mir auch selbst auferlegt hatte, begann, mein Privatleben zu beeinflussen. Ab diesem Zeitpunkt, der von langer Hand im vorausgeplant war, machte ich nochmals eine zweijährige Ausbildung, die ganztägige Schule mit einem sechsmonatigen Praktikum in einer Firma zwischendrin bedeutete.

Den Praktikumsplatz musste man sich selbst besorgen. Das Ganze lief damals über das Amt und wurde bezuschusst, da ich bereits Familienvater war.

Ich hatte auch im Anschluss sehr schnell und übergangslos eine Festanstellung, als diese Ausbildung beendet war.

Zwischenzeitlich waren wir nochmals Eltern geworden und unsere Tochter war da. Nach der kleinen Mutterschaftspause wollte meine Frau wieder arbeiten gehen.

Da sie sehr schnell wesentlich besser verdiente als ich und es logisch war, wenn eines von uns beiden halbtags arbeitet, habe ich ihr geraten, wieder voll zu arbeiten, und ich stelle um auf halbtags und versorge das Haus. Vati hat das im ersten Moment nicht wirklich verstanden und mich direkt angesprochen und gefragt, warum ich als Mann halbtags arbeite.

Ich sagte ihm, du Vati bist auch mein Bänker und weißt genau, was auf dem Konto eingeht, seit Bine den ganzen Tag arbeitet. Und du hast auch gesehen, was ich ganztags verdient habe. Was also ist sinnvoller? Er gab mir dann recht und hat das Thema nie mehr angesprochen.

Bei dieser Gelegenheit zeigte er mir ein amtliches Schreiben. Aus rein rechtlichen Gründen darf er mir das Schreiben nicht aushändigen, aber ich konnte deutlicherkennen, was er mir auch mündlich bestätigte. Den Neurologen, der für meine Medikamentenvergiftung von damals verantwortlich war, gab es nicht mehr, und die Praxis war geschlossen. Wie das damals zustande kam, habe ich von Vati nie erfahren, und der Anwalt hat sich auf seine Schweigepflicht mir gegenüber berufen.

Ein sehr einschneidendes Erlebnis hatten wir genau dort, als unsere Tochter gerade etwas über zwei Jahre alt war.
Wir hatten die Angewohnheit, jeden Samstagnachmittag bei meinen Eltern zum Kaffee zu verbringen. Da nichts vor unserer Tochter sicher war, habe ich wie automatisch die Küchentür abgeschlossen, damit sie nicht abhaut.

Aber scheinbar hatte ich die Haustüre vergessen. Wir haben uns also unterhalten und tranken gemütlich Kaffee. Irgendwann suchten wir unsere Isabel, weil es so ungewöhnlich ruhig war. Die Haustüre stand offen und die Kleine war weg.

Es regnete in Strömen und wir rannten wie die Verrückten durch die Gegend und haben sie gesucht. Auffällig war auch, dass die Türe zur Gästetoilette offen stand und das Handtuch weg war. Da wir die Kleine nicht gefunden haben und meine Frau schon fast einen Nervenzusammenbruch hatte, gab ihr Mutti einen doppelten Cognac. Eine Viertelstunde Später, als wir schon die Polizei rufen wollten, tauchte mein Bruder Martin auf, der an einem Grümpelturnier auf dem Fußballplatz neben dem Haus teilnahm.

Da es so stark regnete, war trotz Ferienbeginn sehr großer aber dennoch langsamer Verkehr auf der Autobahn. Ein Holländer mit Anhängergespann hatte unsere

Tochter an der Mittelleitplanke der Autobahn entdeckt und hat auf dem Pannenstreifen angehalten. Sie stand dort auf der Autobahn und hatte mit einem roten Handtuch, das ihr wohl das Leben rettete, den Autos zugewunken. Nach eigenen Angaben rannte der Holländer etwa 400 Meter zurück, überquerte dann die Fahrbahn und holte das Kind. Da er den Tumult auf dem Fußballplatz beobachtete, kam er mit unserer Tochter ans Spielfeld, um zu fragen, ob jemand das Kind kennt. Meinem Bruder Martin, der gerade spielte, muss das Herz in die Hose gerutscht sein, als er sie gesehen hat. Er nahm sie kurzerhand entgegen und hat sie heimgebracht. Als wir sie bei ihm auf dem Arm entdeckt haben, ist uns mehr als ein Stein von Herzen gefallen.

Aber bei dem Holländer konnte ich mich nie bedanken, weil ich ihn auch nicht durch Suche über das Radio finden konnte.

Ab dort war klar, dass das sehr interessant mit dem Mädchen werden würde, und

Langeweile wohl niemals aufkommen wird. Eine Woche drauf waren wir gerade auf dem Weg zu meinen Eltern und haben sie für die paar Meter an die Hand genommen.

Vor dem Haus trafen wir einen Bekannten, den wir einige Zeit nicht sahen und haben hn begrüßt. Und plötzlich war die Kleine wieder weg. Da sie nicht weit sein konnte, sind wir von Haus zu Haus gegangen und haben immer laut nach ihr gerufen. Aber Antwort kam keine. Die Zeit haben wir dabei vergessen. Gute zwei Stunden später haben wir mit Hilfe von Nachbarn das Kind entdeckt.

Eine Straße weiter war ein immer offener Garten mit einigen Apfelbäumen. Da haben wir sie unter einem Baum gefunden, als sie ganz gemütlich an einem Apfel naschte. Damals dachten wir, dass das sehr heftig mit ihr werden kann, wenn es bereits in diesem Alter so losgeht. Zwischenzeitlich spielte ich sarkastisch mit dem Gedanken,

unsere Tochter nur noch in Hand-
schellen, an mich gekettet, aus dem
Haus zu lassen.

Dass sich das mit ihr niemals ändern
würde, sieht man noch heute, wo sie
längst eine erwachsene junge Frau ist.
Meine Frau schaut mich da nur schräg
an und sagt, sie ist einfach Vaters
Tochter.

Es schien langsam alles so zu laufen,
wie man es sich selbst für sich und die
eigene junge Familie wünscht. Die
wirtschaftlichen Verhältnisse waren
langsam recht solide, die Kinder gesund,
und meine Epilepsie gab Ruhe. Es war
zwischenzeitlich auch einige Zeit her,
dass ich mit dem Rauchen aufgehört
hatte. Laut meinem Neurologen hat dies
weitere positive Auswirkungen auf den
körperlichen Zustand, gerade dann
wenn man eine Krankheit wie Epilepsie
hat.

Irgendwann musste ich am Samstag
früh noch kurz in den Salmen, um eine
Kleinigkeit für das Frühstück zu
besorgen.

Mutti war ja sicher wie immer bei ihrem Bruder im Laden und hat geholfen. Als ich im Eingangsbereich war, habe ich Alfons gehört, wie er cholerisch in der Gegend herumbrüllte. Und das war auch etwas, das ich mir wegen meiner Epilepsie angeeignet hatte: Man schreit keine Frau an oder übt Gewalt an ihr oder Kindern aus. Ich kam rein und sah, dass er mit Mutti herumgebrüllt hat, und sie weinte.

Ich bin instinktiv dazwischen gegangen. Dabei habe ich ihm unmissverständlich gesagt, was passiert, wenn er Mutti noch einmal anschreit, und es mir eine Freude wäre, ihm Anstand beizubringen. Er wollte dann auf sein Hausrecht pochen und mich aus dem Laden werfen.

Dabei habe ich ihm dann erklärt, dass er hier nichts zu melden hat. Das Haus gehörte ihm und seinen Geschwistern lediglich als Erbengemeinschaft. Er hat hier sein Geschäft im Haus, wohnt auch hier und zahlt weder Miete noch Pacht. Also wenn jemand den Mund hält dann er. Zum anderen werde ich Vati unverzüglich informieren, was hier gerade abgelaufen ist, weil Mutti erzählt es ihm sicher nicht.

Und im Gegensatz zu ihm habe ich in meinem Elternhaus gelernt, was Anstand und Respekt ist. Wenn du also der Mutti nochmals zu nahe kommst oder ihr gegenüber laut wirst, bringe ich höchstpersönlich dir die Flötentöne bei. Ich habe Vati das, was sich Alfons geleistet hat, sofort erzählt, und das, was ich ihm daraufhin sagte, natürlich auch. Das verstand sich ja von selbst. Und dass dieser Menschenschinder, der andere für sich schuften und ohne Lohn für sich arbeiten lässt, geht mir sowieso gegen den Strich.

Dass Geschwister einander helfen, ist ja normal, aber ausnutzen lassen muss man sich nicht. Aber die Tatsache dass sie ihr ganzes Leben unentgeltlich für ihn arbeitete und er nicht einmal Rentenversicherungsbeiträge für sie abführte, gab meiner Meinung über ihn den Rest. Diese Meinung Alfons gegenüber habe ich Vati und meinem Bruder Martin unmissverständlich klar gemacht. Das Verhältnis zwischen Alfons und mir war sowieso nie von gegenseitiger Sympathie geprägt.

Schließlich hatte ich schon als kleines Kind gemerkt, dass er zu den Leuten gehört, die Epileptiker für minderbemittelt halten, und deswegen niemals als vollwertigen Menschen anerkennen werden. Das war wohl auch der Grund für meine heftige Reaktion ihm gegenüber. Das war jedenfalls die Ansicht von Mutti, wie sie mir später einmal erzählte.

Mittlerweile gingen beide Kinder zur Schule und unser Sohn kam in die Pubertät. Der Schlawiner ging jeden morgen mit Schultasche aus dem Haus und kam mittags zur normalen Uhrzeit wieder heim.

Nichts war auffällig. Nach zwei Wochen kam ein Schreiben der Realschule, in dem wir aufgefordert wurden, das Fehlen unseres Sohnes im Unterricht zu begründen.

Wir sind fast aus allen Wolken gefallen als wir gelesen haben, dass er bereits volle zwei Wochen im Unterricht fehlte. Es wurde eine Lehrerkonferenz angesetzt, zu der ich als Vater einbestellt wurde. Der Rektor wollte ein Exempel statuieren und ihn von der Schule werfen. In den beiden Wochen als er fehlte, wurden alle dort geschriebenen Arbeiten mit der Note sechs gewertet, da er ja nicht krank war, sondern geschwänzt hatte.

Es war also klar, dass er die Klasse wiederholen musste. Bei der Lehrerkonferenz ging es dann heiß her. Der Rektor wollte seinen Willen durchsetzen, und ich argumentierte als Vater natürlich dagegen. Meiner Argumentation folgend haben die Lehrer einstimmig entschieden, dass er sitzenbleibt, und auf Probe auf der Schule verbleiben darf. Ihn von der Schule werfen kann man immer noch, wenn sich unentschuldigtes Fehlen in diesem Ausmaß wiederholen würde.

Die Lehrerkonferenz war offiziell zu Ende und die Lehrer verließen den Raum. Der Rektor wollte aber immer noch mit mir herumdiskutieren.

Ich habe ihm dann unter vier Augen erklärt, dass im kommenden Jahr auch meine Tochter hier zur Schule kommen wird.

Dass mein Sohn nicht mehr fehlt, dafür sorge ich selbst. Und wenn er jetzt nicht aufhört, dann bekommt er ernsthafte Probleme mit mir. Das heißt dann Presse, Oberschulamt, Kultusministerium etc. Wenn ich die Axt ansetze, fällt jeder Baum. Ich hoffe, dass er das jetzt kapiert hat. Meine unangenehme Seite will er nie kennenlernen. Irgendwann hat er dann eingelenkt und es ging alles seinen normalen Weg.

Da die Kinder ja mittlerweile aus dem Gröbsten raus waren, konnten wir Eltern uns auch etwas gönnen. Wir gingen also gemeinsam in der Stadt bummeln. Dabei verbrachten wir einen tollen Tag alleine in Freiburg und haben die Zeit komplett vergessen. Als wir abends kurz nach neunzehn Uhr, auf die Uhr sahen, sagte ich zu meiner Frau, sie soll gemütlich leer trinken und ich renne inzwischen zum Parkhaus, bevor es in einer halben Stunde schließt. An der Parkhauskasse angekommen, war ich wohl der letzte Kunde, bevor diese zumachte. Plötzlich hörten wir Frauenschreie aus der Nachbarschaft und Hilferufe,als wenn gerade ein Überfall stattfindet.

Der Inhaber des Parkhauses warf einen leeren Zeitschriftenständer auf die Straße, damit der Gauner stolpern sollte und ich sein Gesicht sehen konnte. Dem Inhaber sagte ich, du wartest hier auf meine Frau, bis sie kommt. Den Kerl kaufe ich mir. Ich bin ihm also quer über die Habsburger Straße hinterher und hatte ihn nach etwa 400 Metern. Da der Kerl aber ein Springmesser zog, habe ich von ihm abgelassen. Aber ich folgte ihm mit einigen Metern Abstand, damit er nicht verschwinden konnte. Zwischenzeitlich hörte man bereits die Polizeisirenen in allen umliegenden Straßen. Wie ich später bei Gericht erfahren habe, bin ich ihm 1,3 Kilometer hinterhergelaufen, bis er eingesammelt werden konnte. Die Polizei meinte, dass ich mit zur Kripo kommen muss,um eine Aussage zu machen.

Ich habe Ihnen allerdings gesagt, dass wir meine Frau, die am Parkhaus wartet, noch abholen müssen. Sie musste also mit zur Kripo, was ihr gar nicht recht war. Während der Sachverhalt aufgenommen, wurde, hat einer der Kripobeamten mit meiner Frau gesprochen und gefragt, ob ich sonst auch so spontan bin. Sie erwiderte, dass er sich nicht vorstellen kann, was man mit einem solchen Mann mitmacht.

In den vergangenen 20 Jahren war er beinahe zehnmal bei Gericht. Und jedes Mal war es ein Tatbestand eines Überfalls oder ähnlichen Dingen, bei denen er dazu gekommen ist. Sein kleiner Bruder Martin nannte ihn zwischenzeitlich aus Spaß

schon den Derrick von Freiburg. Er hat
einfach ein besonderes Talent das
Unheil anzuziehen. Ich hoffe doch, dass
er im Alter etwas Ruhiger wird.
Ansonsten endet er mit einer Kugel im
Kopf oder einem Messer im Rücken, weil
er Schwierigkeiten einfach nicht aus
dem Weg gehen kann. Sie sollte recht
behalten. Es wurde weniger.
Dann wurde Tobias 15 Jahre alt und
bekam einen Roller, nachdem er den
Führerschein hatte.
Wie es Jungs in dem Alter so machen,
fährt man dann auch mit dem Roller
und nicht mit dem Rad zur Schule. An
einem schönen Frühlingsmorgen hatte
er erst zur zweiten Stunde Unterricht,
und ist kurz nach acht morgens aus dem
Haus. Es hatte geregnet und die nasse
Straße spiegelte sich in der
Morgensonne.
Etwa 1,5 km vom Ort entfernt hat er
deswegen ein auf der Straße stehendes
Auto, das abbiegen wollte nicht gesehen
und ist frontal hinten rein gefahren.
Dass der

Wagen einen glatten Deckel und keinen Kofferraum hatte, hat ihm wohl das Leben gerettet. Er schlug mit dem Kopf ins Dach ein, wie man an den Spuren später feststellte. Der Helm war wohl eine halbe Nummer zu groß und flog davon. Der Hubschrauber mit Notarzt kam und brachte ihn in die Klinik. Von dem Unfall habe ich anonym erfahren. Es rief jemand an und erzählte mir, dass mein Sohn gerade stirbt. Der Hubschrauber käme zwar gerade, aber so wie es aussieht, ist da nichts mehr zu machen. Danach hat die Person wieder aufgelegt. Ich bin zum Unfallort gefahren.

Er war bei Bewusstsein und ich durfte nur kurz zu ihm. Ich sagte nur, er solle versuchen sich zu beruhigen. Es wird alles gut. Alles, was er meinte, war: Papa, der Roller ist kaputt.

In der Klinik angekommen hat man mir gesagt, dass ich nicht zu ihm darf, weil ich zu verrückt bin. Und alles, was sie uns sagen konnten, war, dass er die ersten vierundzwanzig

Stunden überstehen muss. Falls er aber in dieser Zeit Hirnbluten bekommen würde, dann stirbt er. Beim CT haben sie dann seine vier Schneidezähne im Oberkiefer gefunden. Dass sie noch da waren, hatte er nur seiner Zahnspange zu verdanken.

Die beiden Arme, zudem Ober und Unterkiefer, waren gebrochen. Es waren zahlreiche Operationen zeitgleich an den Armen und im Gesicht notwendig, da insgesamt 17 Brüche vorlagen. Das Hirnbluten blieb glücklicherweise aus und er wurde wieder gesund.

Dass sich die Wiederherstellung seines Oberkiefers bis zum vollständig intakten Gebiss fast zwanzig Jahre hinziehen würde, konnten wir damals noch nicht ahnen.

Das Schulende von Tobias und die Realschulprüfung kamen und alles war erledigt. Ich machte mir seit Wochen Gedanken über eine Ausbildung für unseren Sohn und er winkte immer nur ab und

sagte, Papa das läuft alles. Kurz darauf kam er und sagte, dass er heute Nachmittag nicht da ist, weil er ein Vorstellungsgespräch hat. Ich muss so blöde geschaut haben, dass er nur lachte. Drei Stunden später kam er dann wieder und sagte: Papa es ist alles erledigt. Ich habe die Lehrstelle. Zwei Tage später bekam er Post.
Er öffnete den Brief und legte mir den Lehrvertrag hin. Da Papa, du musst unterschreiben, weil ich noch nicht volljährig bin. Er zeigte mir seine Liste. Darauf waren fünf Firmen vermerkt, die er angeschrieben hatte.
Das erste Vorstellungsgespräch reichte für eine Lehrstelle. Einfacher konnten wir es als Eltern da nicht haben.

In diesem Jahr kam Isabel mit einem Schreiben der Realschule wegen eines Schüleraustausches nach Hause. Sie war damals zehn Jahre alt und in drei Jahren sollte der Schüleraustausch mit Australien

stattfinden. Ich habe ihr dann gesagt,
dass wir zwei Sachen nicht finanzieren
werden. Entweder mit dreizehn Jahren
nach Australien fahren oder mit
fünfzehn einen Roller, wenn sie das will.
Die Entscheidung fiel sofort und das mit
Australien war klar.
Im Jahr 2000 war dann sicher, dass wir
nochmals bauen werden, falls wir bei
dem neuen Baugebiet einen bestimmten
Bauplatz bekommen. Ich bin also auf
das Rathaus zu dem vorher vereinbar-
ten Termin gegangen. Erich war damals
noch Bürgermeister und ich erklärte
ihm, warum ich da bin. Er meinte, bis
du bauen kannst, sind es aber noch drei
Jahre hin.
Ich erklärte ihm, dass ich das weiß, aber
gerne ein bestimmtes Grundstück haben
will und das deswegen jetzt festmachen
möchte. Ich habe es mir also ausgesucht
und reservieren lassen.
Da das geklärt war, konnten wir die Zeit
abwarten und in Ruhe richtig planen.

Die Lehrzeit von Tobias ging zu Ende
und da sein Ausbildungsbetrieb nach
der Lehre nur Akkordarbeiter
beschäftigte, war klar, dass er geht.
Kreatives Arbeiten und Akkord verträgt
sich nicht.
Zu dieser Zeit wollten wir auch ein
neues Auto kaufen und einen Teilbetrag
finanzieren.
Ich hatte einen Termin im Autohaus um
die Details über Modell, Kaufpreis und
Inzahlungnahme des alten Autos
auszuhandeln.
Der Verkäufer im Autohaus meinte,
dass alles soweit in Ordnung geht. Aber
ich soll mir eine schriftliche Schufa
Auskunft holen, da irgendetwas nicht zu
stimmen scheint. Das habe ich
unverzüglich gemacht. Es hat zwar Geld
gekostet, aber musste wohl sein. Als die
Auskunft kam, traute ich meinen Augen
nicht.
Das durfte ja wohl nicht stimmen,
was ich zu lesen bekam. Da Tobias für
die Berufsschule im Schwarzwald ein
Auto gebraucht hatte,

bekam er von uns einen Zuschuss. Als Azubi hatte er bereits ein recht hohes Einkommen, und musste den Rest selbst finanzieren.

Wir wussten aus einem Schriftwechsel mit der finanzierenden Bank, dass die letzte Rate in Höhe von dreiundneunzig Euro eine Rücklastschrift war, und deswegen von Mama als Bürge unverzüglich bezahlt wurde. Der Autokredit von Tobias war also vollständig getilgt. Aus diesem Grund habe ich meiner Frau gesagt, dass ich das jetzt in die Hand nehme und meine Axt ansetze.

Der Bankmitarbeiter hatte die letzte, zurückgegangene Rate des Autokredites an die Schufa gemeldet. Ich habe mich also nicht an den Sachbearbeiter gewandt. Die Adresse des Aufsichtsratsvorsitzenden war meiner Ansicht nach die richtige Wahl.

Anleger mögen es nämlich überhaupt nicht, wenn schlechte Presse über ein börsennotiertes Unternehmen publik wird.

Und genau das war mein Ansatz. Es kam ein Einschreibebrief von mir. Darin habe ich ihnen erklärt dass ich die Bankunterlagen, Kontoauszüge, den Kreditvertrag und alles sonstige an die Presse geben werde, ohne jede weitere Diskussion abzuwarten. Die Reaktion kam umgehend. Schließlich hatte ich ihnen eine Frist von acht Werktagen gegeben.

Es ging in dem Schreiben darum, was sie tun können, damit wir zu einer gütlichen Einigung kommen und keine schlechte Presse an die Öffentlichkeit kommt. Der Schriftwechsel und einige Telefonate ging über drei Monate. Dann war klar, dass der Sachbearbeiter bei dieser Bank keinen Job mehr hatte. Und ich hatte das erreicht, was ich wollte.

Als Isabel dann dreizehn Jahre alt war, kamen erst die Austauschschüler aus Australien zu uns. Als Kylie bei uns Zuhause ankam, lief gerade der Fernseher und wir sahen fassungslos zu, wie gerade das zweite Flugzeug ins World Trade Center in New York einschlug. Sie hat dann unverzüglich zuhause per mail Bescheid gegeben, dass sie gut hier angekommen ist.

Schließlich stand die Welt an diesem Tag gerade Kopf. Kylie hat sich bei uns sehr wohl gefühlt, und dieser eine Monat, den sie bei uns verbrachte, ging viel zu schnell vorbei.

Im Jahr darauf, als unsere Isabel bereits vierzehn Jahre alt war, kam dann der große Tag. Sie reiste mit den anderen Schülerinnen und Schülern selbst nach Australien zum Schüleraustausch. Und es hatten sich wirklich zwei Freundinnen gefunden. Unsere Isabel kam danach wieder nach Hause, und war Feuer und Flamme.

Sie erzählte, dass die kleine Schwester von Kylie im kommenden Jahr nach Deutschland kommen würde. Und Kylie möchte, obwohl sie dann mit der Schule gerade fertig ist, nochmals zu uns kommen.

Falls ihre Eltern das erlauben würde sie sich das Geld auch selbst verdienen. Wir müssten nur einverstanden sein, dass sie wieder zu uns kommen darf. Dass wir da für eine Antwort nicht lange überlegen mussten, war sofort klar. Ich habe an demselben Tag auch sofort per Mail in Brisbane Bescheid gegeben.

In der Zwischenzeit wurde Mutti schwer krank, und musste ein ums andere mal in die Klinik. Wir wechselten uns tagsüber und abends an ihrem Krankenbett ab. Am Geburtstag von Martin, als wir wieder einmal die Plätze tauschten, klopfte ich ihm auf die Schulter und sagte dass, ich ihm heute nicht zum Geburtstag gratuliere. Er antwortete mir, dass er sich an diesem Tag nur wünscht, dass sie sterben kann. Einen Tag drauf als ich ihn in der Klinik abgelöst habe, war ich mit Vati zusammen an ihrem Krankenbett. Als wenn sie es gespürt hätte, dass wir für einige Minuten

das Zimmer verlassen haben. In dieser
Zeit ist sie dann gestorben.
Trotz tiefer Trauer von uns allen war es
dennoch eine Erlösung. Schließlich
müssen wir alle den letzten Weg einmal
gehen. Schnell hatte uns der Alltag
wieder, und die Vorbereitungen für den
Besuch von Kylie liefen auch.
Und so kam Kylie im darauf folgenden
Jahr wieder zu uns. Aber genau da, als
sie wieder hier ankam, hat die Epilepsie
erneut zugeschlagen.
Wir wohnten zu dieser Zeit noch in
unserem ersten Haus, das wir aber
bereits wieder verkauft hatten, da wir
nochmals aber auf neue Art und Weise
bauen wollten.

Der Grand Mal und seine Folgen

Einen Tag bevor die Baufirma mit dem Rohbau beginnen wollte, hat Bine unsere Isabel zusammen mit Kylie weggebracht, weil diese wieder den Europapark besuchen wollten. Ich war schon wach an diesem Sonntag und saß aber noch auf dem Bett.
Auf einmal schlug der Grand Mal mit erbitterter Härte zu. Als meine Frau heimkam, lag ich wohl schon bewusstlos im Bett und der Hund tobte daneben wie wahnsinnig. Sie hat zusammen mit unserem Sohn den Notarzt gerufen und gemeinsam mit Tobias versucht, mich mit Herzdruckmassage und Beatmung am Leben zu halten. Der Notarzt kam irgendwann und auch zwei Rettungsassistenten.
Da die Wendeltreppe in unserem Reihenhaus zu eng für eine normale Trage war, musste ich nach der Erstversorgung in unserem Schlafzimmer mit einen Tragesack nach unten transportiert werden. Da

das aufgrund meines Körpergewichts und der immer noch bestehenden Bewusstlosigkeit nicht einfach war, musste unser Sohn mithelfen, mich hinunterzutragen.

Im Krankenwagen brauchten sie dann noch über neunzig Minuten um mich transportfähig zu machen. Die Uniklinik Freiburg wollte mich zuerst nicht aufnehmen.

Nur dem Notarzt ist es zu verdanken, dass dies doch geklappt hat. Er sagte wohl kurz entschlossen, ihr könnt keinen Fünfundvierzigjährigen einfach sterben lassen, weil eure Bettenkapazität im Weg steht. Die neurologische Intensivstation hat mich dann aufgenommen, und um mögliche Hirnschädigungen zu verhindern oder einzugrenzen, haben die mich in ein künstliches Koma auf einunddreißig Grad heruntergekühlt versetzt. Da haben sie mich elf Tage drin gelassen. Meiner Frau hat man vorab gesagt, dass es nicht sicher ist, ob ich jemals wieder jemanden erkennen werde und das Hirn noch etwas kann.

Da zu dieser Zeit schon die ersten Baurechnungen kamen und ich das Onlinebanking gut gesichert hatte, konnte meine Frau sich nicht einloggen. Rechnungen konnte sie also keine bezahlen. Und dann kam der Tag, als ich aufwachen sollte. Und ich wachte auf. Man hat meiner Frau maximal fünf Minuten gegeben, um mich etwas zu fragen. Gleichzeitig schloss man aber aus, dass ich jetzt schon, wenn überhaupt, irgendetwas beantworten konnte.

Sie fragte mich nach dem Passwort. Ich verlangte per Handzeichen einen Zettel und einen Stift, denn um zu sprechen, war ich einfach zu schwach.

Mit zitternden Händen habe ich mit Bleistift das Passwort aufgeschrieben. Den Zettel hat sie noch heute. Dann war aber für diesen Tag auch schon Schluss und ich muss bis zum kommenden Tag durchgeschlafen haben.

Dass nichts mehr wie vorher war, habe ich sofort gemerkt, denn ich war weder fähig richtig zu sprechen und auch nicht aufzustehen. Das mit dem Sprechen sollte sogar noch etwas länger dauern, bis es wiederkehrte.

Nach ein paar Tagen aber gehorchten meine Beine wieder und ich wollte nur nach Hause. Pfleger oder Ärzte durften mich nicht anfassen. Ich muss im Rahmen meiner damaligen Möglichkeiten als Patient wohl sehr rücksichtslos gewesen sein. Anfassen ließ ich mich nur von meiner Frau und sonst von niemandem. Deswegen war ich auch den ganzen Tag ans Bett gefesselt, und das in Form von persönlicher Aufsicht. Es musste immer damit gerechnet werden, dass ich abhaue, sobald ich unbeaufsichtigt bin. Als ich nach dem Koma keine großen Infusionen mehr brauchte, und meine Frau regelmäßig da war, durfte auch nur sie mir irgendwelche Medikamente geben, da ich sie von niemandem sonst angenommen hätte. Damit der Flüssigkeitshaushalt aufrecht erhalten bleibt, hatte ich eine einzelne separate Infusion. Meine Frau kam jeden Abend nach der Arbeit, und sie ging zusammen mit mir duschen und hat mich wie ein Kleinkind versorgt. Kein Pfleger durfte mich anfassen. Ich hätte mich jederzeit im Rahmen der eigenen Möglichkeiten gewehrt. Alle motorischen Fähigkeiten des Bewegungsablaufs, der Koordination der Gliedmaßen, die Fähigkeit des Sprechens und richtiges Zuhören waren weg. Wie es um das teilweise eventuell wiederkehrende Gedächtnis bestellt sein würde, konnte auch niemand sagen. Nur war klar, dass der Plan wieder regelmäßig zu arbeiten, sich für immer in Luft aufgelöst hatte.

Da Betten auch zu dieser Zeit von den Krankenkassen nur einen bestimmten Zeitraum bezahlt wurden, kam der Tag meiner Entlassung nach Hause, sehr schnell näher. Wann und wohin ich in Reha gehen konnte, war jedoch noch nicht geklärt. Einen Tag vor der Abreise von Kylie, die ja wieder einen ganzen Monat

bei uns war, bin ich aus dem Kranken-
haus entlassen worden. An der Ab-
schiedsfeier für Kylie und ihre
australischen Freunde war ich zwar
körperlich anwesend, aber dazu
beitragen oder an einer Unterhaltung
teilnehmen konnte ich nicht. Es saß ein
Kleinkind im Körper eines erwachsenen
Mannes am Tisch. Vom damaligen
Zustand körperlicher und geistiger Art
war das auch absolut zutreffend.
Zwischenzeitlich war der Hausbau in
vollem Gange und unser Sohn Tobias
hatte die Aufsicht. Da sein neuer Job
nach der Lehre noch drei Monate auf
sich warten ließ, haben wir seine
laufenden Kosten übernommen. Da er
sowieso vorhatte den kompletten Innenausbau außer den Rohinstallationen
selbst zu machen, hat seine Mutter und
er alles organisiert, da ich ja zu nichts in
der Lage war. Die Badewannen wurden
geliefert und auch von Fachbetrieb
eingebaut. Duschen mit Bodenablauf
ohne Wanne hat

Tobias installiert und auch den kompletten Innenausbau des Hauses selbst gemacht. Ich war dank der Epilepsie ja komplett ausser Gefecht gesetzt. Während der ersten Ausbauphase zwischen Entlassung aus der Klinik und Reha hatten wir lediglich die Postadresse im Haus, und wohnten aber noch einen Monat lang in einer angemieteten Ferienwohnung. Das erste Haus hatten wir nach dem Verkauf bereits an die neuen Eigentümer übergeben müssen. Mittlerweile standen auch Termine für spezielle Unter-suchungen der verbliebenen Hirntätigkeit an, die teilweise in der Reha und deren Anschluss gemacht werden sollten.

In der Reha angekommen, wo mich meine Frau mit dem Auto hinbrachte, erklärte sie den Ärzten den Sachverhalt aus der Uniklinik nochmals persönlich. Es war von vorne herein ausgeschlossen, dass ich alleine ein Zimmer bekomme. Da man noch nicht wusste, mit welchen Medikamenten ich langfristig versorgt werden kann, war ein ständiges Zittern der gesamten rechten Muskulatur am Körper der aktuelle Normalzustand. Während der Reha hat man dann auch einiges entdeckt. Das Langzeitgedächtnis war extrem geschädigt. Erinnerungen eines Zeitraums von etwa sechs bis acht Monaten vor dem Grand Mal waren für immer verloren. Das fotografische Gedächtnis von früher und die exzellente Fähigkeit des Kopfrechnens waren auch unwiederbringlich weg. Aber auch die Koordination beider Arme und Hände ließ zu wünschen übrig. Messer und Gabel richtig zu halten, ohne dass es mir wieder aus den Händen fällt, war wirklich schwierig. Auch ist mir in den ersten Wochen öfter einmal eine Hand von selbst aufgegangen und ein Glas lag dann am Boden. Die schnelle Auffassungsgabe war nicht mehr da. Rein körperlich sah es genauso aus. Die Kraft von früher oder die Fähigkeit, diese gezielt einzusetzen, war ebenfalls weg. Mit der Kondition und meinen sportlichen Fähigkeiten war das auch so.

Die Epilepsie hatte also mit dem Anfall das ganze Leben auf den Kopf gestellt. Nichts würde je wieder so sein, wie es einmal war.

Es kam also was kommen musste. Die Reha ging vorüber und zuhause saß ein kleines Kind in Männerkleidung. Das Haus wurde dennoch so gebaut, weil wir beide wieder ganztags arbeiten wollten. Schließlich waren unsere Kinder zwischenzeitlich schon fast erwachsen. Nun aber war ich Rentner. Zumindest einmal für acht Monate befristet. Aber was willst du in der Situation machen, wenn keine der gemachten Berechnungen mehr stimmt, und weder Körper oder Geist es zulassen, dass du das bringst, was man von dir gewohnt war oder erwartet wurde.

Die finanzierende Hausbank wusste das und mein Verhandlungsgeschick war weg. Der Verdienst war geringer geworden und die Hauskosten bis zur Fertigstellung sollten sich dennoch massiv erhöhen. Das bedeutete eine Nachfinanzierung trotz gesunkenem Einkommen. Aber ganz verblödet war ich ja nun auch nicht. Ich habe unseren Sohn gefragt ob wir ein Zweifamilienhaus daraus machen.

Wenn er einen Teil übernimmt, zahlt er statt Miete, wenn er auszieht, an der eigenen Wohnung ab. Das ist garantiert billiger.

Und er sagte ja. Und genau das habe ich dem Bänker so erzählt und der Laden lief wieder. Und welcher junge Mann mit 21 Jahren kann schon sagen, dass er Hauseigentümer ist.

Das mit der Finanzierung war somit gesichert,

nur wie sollte ich wieder auf die Beine kommen? Es fehlte an allen Ecken und Enden. Dank meines kleinen Bruders Martin und der Hilfe von Barbara bekam ich einen erstklassigen Neurologen, der sich in dieser schwersten Zeit, und vielleicht langfristig, um mich kümmern sollte. Dieser Neurologe aus Freiburg war da Rettung in letzter Sekunde.

Ich hatte direkt nach der Reha meinen ersten Termin dort bei ihm und meine rechte Körperseite zitterte noch immer. Neben den normalen Untersuchungen und dem was er aus der Unklink über mich erfahren hatte, wollte er wissen, wo überall Probleme sind. Neben den aktuell bekannten Problemen entdeckte ich, als ich wieder das Haus alleine verlassen konnte, und noch einiges mehr.

Die Gesichtserkennung funktionierte noch und ich wusste, dass ich die Personen kannte, denen ich auf der Straße begegnete. Nur konnte ich lediglich einzelne Personen noch einem Namen zuordnen. Dass mir gerade das extrem zu schaffen macht, habe ich auch meinem Neurologen erzählt.

Eigentlich schämte ich mich deswegen den Leuten gegenüber, die nicht wussten, warum ich mich plötzlich extrem anders verhalten habe. Es kam wie Arroganz von meiner Seite herüber, was es aber nicht war. Ich konnte aber nicht jede Person nach dem Namen fragen und sagen, dass ich nicht mehr weiß, wer vor mir steht. Und die noch größere Frage, die ich mir selbst stellte, war die, ob sich das jemals wieder ändern wird. Das mir von Kindheit hart erarbeitete Selbstbewusstsein, die sogenannte stabile psychische Verfassung war komplett weg. Jegliche mentale Stabilität war dahin und jeden Tag aufs Neue hatte ich den Eindruck, dass alles eher schlimmer als besser wird.

Da meine Frau mittlerweile alleine unser Einkommen nach Hause bringen musste, wollte ich wenigstens damit beginnen, das Grundstück anzulegen. Aber auch hier wurde ich vom eigenen Körper ausgebremst.
Zwei Stunden lang Erde mit der Schubkarre auf dem Grundstück verteilen um es einzuebnen, bedeuteten gleich im Anschluss drei Stunden Schlaf, die der

Körper brauchte, um sich von dieser Anstrengung, wieder zu erholen. Aus meiner eigenen Sicht war mittlerweile klar, dass es allen um mich herum besser gehen würde, wenn ich bei diesem Grand Mal gestorben wäre. Ein Leben war das jedenfalls nicht mehr. Etwa acht Monate nach dem Grand Mal hatte ich einen Termin beim medizinischen Dienst des Rentenversicherungsträgers. Es war eine Ärztin zuständig. Ich habe auf ihre Fragen in dem Sprechzimmer laut zu weinen begonnen. Ich sagte ihr, dass ich zu nichts mehr Nütze bin, nur schlafe bei der kleinsten körperlichen Anstrengung hinterher stundenlang Schlaf brauche, und ein Hirn wie ein Sieb habe. Es wäre besser gewesen, wenn ich hätte sterben können. Das was ich jetzt noch habe, ist kein Leben mehr. Es ist vegetieren auf Zeit.

Für die Ärztin muss klar gewesen sein, dass ich extrem selbstmordgefährdet war. Deswegen hat sie in ihrem Bericht auch meinen Neurologen vorgewarnt. Die Rente wurde auf unbefristet für immer festgesetzt. Es war eine 100 Prozent Erwerbsunfähigkeit, die als Ergebnis heraus kam. Es wurde damit begründet, dass ich aus rechtlicher Sicht langfristig nicht dazu in der Lage sein würde, mindestens vier Stunden täglich am Stück wieder zu arbeiten, um einer geregelten Erwerbstätigkeit nachgehen zu können. Das hat man für immer ausgeschlossen, gleichgültig welche Hirnfunktionen sich im begrenzten Umfang wieder verbessern würden. Es war klar, dass die Merkfähigkeit und die Lücken im Langzeitgedächtnis nie wiederkommen würden. Und bei allen anderen Dingen stand ein großes Fragezeichen dahinter. Mittlerweile wohnten wir ein Jahr im neuen Haus.

Innen war es großteils fertig, nur außen war es noch unverputzt, der Garten war noch keiner und die Leistungsfähigkeit des Bauherren war immer noch im Keller. Und die Selbstgespräche sowie Gedanken an Suizid waren wieder da.

Nur traute ich mir noch nicht zu, dass ich einen Selbstmord so hinbekomme, dass da nicht doch etwas schief geht. Eine weitere Erkenntnis hat sich dabei durchgesetzt. Wenn es dir richtig dreckig geht, erkennst du sehr schnell, wer deine wahren Freunde sind.

Es trennt sich dabei sehr schnell die Spreu vom Weizen. Es ging mir noch sehr dreckig, aber wenigstens kam meine mir ureigene undiplomatische, sarkastische Art zurück. Dem einen oder anderen der nach mehr als einem Jahr neugierig vorbeikam, habe ich erklärt, dass ich keinen Kontakt mehr mit ihm wünsche und er bleiben soll, wo der Pfeffer wächst.

Das muss für meine Frau das Signal gewesen sein, dass noch nicht alles verloren ist. Einem guten Freund habe ich mein Leid geklagt, dass auch das mit dem Sport nicht mehr funktioniert, weil mir überall Kraft und Kondition fehlt. Er hat mir dann ein spezielles Programm zusammengestellt, das ich in kleinen

Schritten beginnen sollte. Dabei sollte ich weniger auf Kraft, sondern auf meine Reflexe achten und diese zuerst trainieren. Durch die Reflexe kehrte bei richtigem Training auch die Schnellkraft zurück. Und diese ist wichtiger. Kraft ist zwar nützlich, aber Schnelligkeit ist alles. Ich habe als genau das gemacht, was er mir erklärt hat, aber wie schon früher war es mit meiner Geduld bei solchen Sachen nicht weit her. Es ging wie immer alles zu langsam. Ich sah zwar kleine Fortschritte, aber nicht in dem Maß wie ich es von mir selbst erwartet habe.

Es hat mich immer wieder auf die Palme gebracht, und Kritik habe ich außer von meiner Frau, nur von sehr wenigen Menschen zugelassen. Aber der eine Freund hat eben gesagt, dass ich eigentlich schon lange einen Psychologen brauche, wenn ich will, dass es jemals kontinuierlich besser werden soll.

Es stand ja gerade wieder ein Besuch beim Neurologen an. Ich habe ihm dann genau das erzählt, was mir mein Freund gesagt hat. Der Neurologe sagte mir trocken, dass ich keine Psychologen brauche, wenn ich im Kopf akzeptiere, was jetzt noch geht, und was der Anfall kaputtgemacht hat.

Wenn ich das annehme, geht es mit Sicherheit auch geistig wieder aufwärts. Manche Dinge sind nicht unwiederbringlich weg, wenn ich konzentriert genau nach Anleitung arbeite. Er stellte mir ein Programm als Hirntraining zusammen. Wir werden dann beobachten, ob und in welcher Weise sich langfristig Verbesserungen ergeben. Das müssen sie dann zusammen mit dem körperlichen Training kombinieren. Abends werden Sie dann froh sein, wenn Sie wieder schlafen gehen dürfen. Und genau da lag das nächste Problem. Seit dem Grand Mal hatte ich sogenannte senile Bettflucht.

Das heißt, dass fünf Stunden Schlaf am Tag genug waren und morgens um sechs die Nacht vorbei war, egal ob und wie viel ich geschlafen hatte.

Ab und zu konnte ich zum Ausgleich tagsüber einmal dreißig Minuten im Sitzen schlafen. Das reichte aus, um den Akku wieder zu füllen, um bis abends wach zu bleiben, so lange ich mich körperlich nicht anstrengte. Und da war ein weiteres Problem, das ich mit meinem Neurologen besprechen musste.

Außer diesem komplett neuen Medikament, das noch nicht lange auf dem Markt war und keinen Einfluss auf die Leberwerte hatte, war noch ein Medikament übrig, das ich auch schon immer, seit meiner Kindheit hatte.

Da ich meinen Körper sehr genau kannte, habe ich eigenmächtig herumexperimentiert.

Sechs Monate zuvor hatten wir in der Praxis ein Gespräch über das neue Medikament. Der Neurologe hatte mir damals vorgeschlagen, dass wir vielleicht auf nur noch ein Medikament für mich umstellen könnten.

Dann wäre das letzte, verbliebene Medikament, das ich schon so lange nehmen muss, endlich auch weg. Aber so lange es mir mit dieser Zweierkombination gut geht, könnten wir es auch lassen. Zwischenzeitlich wurde die Dosis der Medikamente ja auch nicht mehr am Körpergewicht festgemacht, wie das in meiner Kindheit war. Die Messung erfolgte über den Blutspiegel und der darin befindlichen Anteil in Milligramm Epilepsiemedikament.

Da ich zwei Unterschiedliche nahm, wurde die Dosis aufaddiert. Irgendwann zwischen den beiden Arztterminen, welche ein halbes Jahr auseinander lagen, meldete sich mein Körper. Ich war zwar anfallsfrei, hatte jedoch dieselben Gefühle wie bei einer früheren Medikamentenvergiftung.

Ich kontrollierte also an dem alten Medikament die Dosis in Milligramm je Tablette und Tag und addierte auf. Diese

Dosis habe ich eigenmächtig langsam zurückgefahren, und gleichzeitig am neuen Medikament erhöht. Das alte belastete schließlich die Leber und das neue Medikament anscheinend nicht. Da das neue Medikament auch erhöht dosiert, bedenkenlos verträglich war, habe ich dessen Dosis nach einer Umstellungsphase von zweieinhalb Monaten aufgerundet.

Das habe ich dem Neurologen bei dem Termin erzählt. Beim Vergleich kam heraus, dass ich bei der Kombination aus beiden Medikamenten 1750 Milligramm als Dosis pro Tag zu mir nahm, seit der Grand Mal passiert war. Seit der Umstellung auf ein Alleinmedikament war die Dosis 2000 Milligramm gerundet.

Das hatte binnen kurzer Zeit zur Folge, dass das ungute Gefühl im Körper verschwand, und ein verbessertes Allgemeinbefinden auch meinem Bruder Martin aufgefallen ist. Der Neurologe war damit einverstanden, und wir wollten gemeinsam austesten, ob das langfristig so bleiben kann. Da in festgelegten Abständen ein Blutbild gemacht werden musste, wollte der Neurologe das von den Leberwerten der kommenden sechs Monate abhängig machen.

Die Zeit verstrich und die nächste Blutabnahme stand an. Wie sich herausstellte, waren die Leberwerte noch nie so gut wie zu diesem Zeitpunkt. Das konnte dann nur an der Umstellung auf ein einziges Medikament liegen. Und obwohl diese neuen Tabletten am Anfang sehr teuer waren, interessierte ihn der Preis nicht.

Mein Neurologe glaubte an die langfristig zuverlässige Wirkung, und nur das war für ihn wichtig. Da sich die Blutwerte so positiv verbessert hatten, blieben wir bei dieser Medikamenteneinstellung. Was das betraf, sah man Licht am Ende des Tunnels. Nur die körperliche Belastbarkeit und die geistigen Fähigkeiten waren gegenüber früher sehr eingeschränkt.

Und trotz eines Sportprogramms und speziellem Gehirntraining sah es nicht so aus als ob sich etwas ändern oder verbessern würde. Das konnte so einfach nicht weitergehen. Da ich immer noch in sehr kurzen Abständen zum Arzt musste, habe ich ihm dann mein Leid geklagt. Er hat sich dann, so wie es nachträglich herauskam, zurecht richtig aufgeregt, ohne laut zu werden. Und er wurde sehr deutlich.
Solange Sie nicht das akzeptieren was Ihr Körper und Geist noch zulassen nach allem, was passiert ist, wird es sich auch nicht effektiv verbessern. Wenn ihr Kopf das akzeptiert wird es Ihnen, wenn auch nur in kleinen Schritten, besser gehen, auch wenn es sehr lange dauert. Und welche Fortschritte sie machen, oder was für immer verloren ist, kann ihnen niemand vorhersagen. Ich musste also einen Weg für mich finden, um aus dieser Sackgasse wieder herauszukommen.
Da die Vergesslichkeit so groß

wie noch nie war, mussten auch
Gedankenstützen her. Ich habe
deswegen damit begonnen, alles
aufzuschreiben und mit Hilfe eines
Bekannten die EDV zuhause
bedarfsgerecht einzurichten. Damit
nichts mehr unnötig vergessen wird,
habe ich alles am Computer
aufgeschrieben, um es bei Bedarf
pausenlos wieder anschauen zu können.
Ich wollte unter anderem durch
ständige Wiederholungen jeder Art dem
Hirn Impulse geben, um die
Merkfähigkeit vielleicht wieder zu
verbessern. Das war aber wesentlich
schwerer, als ich das erhofft hatte.
Als zweites Standbein, so wie es der
Neurologe nannte, sollte ich mir
haufenweise Kreuzworträtsel holen, und
so viele wie möglich bearbeiten, auch
wenn sie nicht komplett gelöst werden
konnten.
Der Wiederholungsfaktor war wichtig.
Nur so konnte man langfristigen Erfolg
erhoffen, war seine Meinung. Ich löste
also die Rätsel, bis es mir zu den Ohren
heraus-

kam, ohne wirklichen Erfolg zu
bemerken.

Das war aber auch, weil ich scheinbar
zu ungeduldig gewesen bin. Das
jedenfalls musste ich mir von allen
Seiten anhören. Aber das konnte es
nicht gewesen sein und ich ging meinem
Neurologen wieder auf die Nerven. Und
er hatte Antworten. Er wusste auch
gleich, dass ich mit extremer Müdigkeit
zu kämpfen hatte, wenn ich diese
Übungen machte. Er stellte klar, dass
ein so geschwächter Körper wie meiner,
sich nicht von heute auf morgen erholt
und so tut als wäre nie etwas gewesen.
Die Überbelastung in allen Bereichen
kann sich nur dann reduzieren wenn ich
streng über einen langen Zeitraum
daran bleibe.

Und ich muss mir darüber im Klaren
sein, dass ich die Zeit die das dauert,
nicht vorhersehen kann. Das war auch
der Zeitpunkt, wo meine Frau zu mir
sagte, dass sie meinen alten Biss wieder
sieht und das nur etwas werden kann,
wenn ich meine alte Sturheit
wiederfinde.

Das ist zwar eine meiner schlechten Charakterzüge, nur glaubte sie, dass es in dieser Hinsicht nur nützlich ist, dass ich diese Sturheit besitze. Und mein Neurologe kam mit dem Rat um die Ecke, dass ich sehr viel lesen und schreiben soll.

Ob mich das interessiert was ich da lese, sei nicht wichtig. Es zählt nur, dass ich es auch wirklich mache. Ich soll mir vorstellen, dass das Körper und Geist in meinem Zustand erheblich belastet. Und genau deswegen muss ich in kleinen Mengen anfangen, und die Belastung langsam steigern. Das ist wie bei einem künftigen Marathonläufer, der am Anfang auch mit sehr kurzen Strecken anfangen muss.

Wenn ich vor lauter Ungeduld abbreche oder mich überfordere, weil ich zuviel auf einmal möchte, geht der Schuss nach hinten los und der Erfolg bleibt aus. Und viel war sowieso nicht machbar, weil nach höchstens zwei Stunden am Stück die tägliche Belastbarkeit an ihre Grenze kam. Dies war ja auch der Grund, warum man

mich so früh in Rente geschickt hatte
und ich nicht mehr weiter arbeiten
durfte.

Nur, wie wird dein eigenes Privates
Umfeld und dein Arzt das dir mit
deinem Dickkopf beibringen? Meine
Frau begann genauso mit Meckern. Sie
sagte mir, dass ich mich nicht zu
schämen brauche, weil ich dies und das
laufend vergesse. Sie legte mir einen
Block und Schreibzeug hin. Auf meine
Frage, was ich denn damit soll, kam
eine prompte Antwort von ihr. Du
schreibst ab heute einfach jeden Morgen
alles auf, was den Tag über zu erledigen
ist, und hakst es ab, sobald du es
gemacht hast. Das war dann auch einer
der ersten Ansätze, die geholfen haben.
Und einige Dinge funktionierten
langsam wieder. Problematisch war es
aber immer noch mit der Merkfähigkeit.
Wie das besser werden sollte, war mir
immer noch ein Rätsel. Und auch die
senile Bettflucht (nicht mehr richtig
schlafen können) war ein großes
Problem.

Teilweise waren es nur drei bis vier

Stunden in der Nacht, wo wirklich durchgehender Schlaf möglich war.

Erste Ansätze der Besserung fand ich nur im Formulieren von ganzen Sätzen, wenn ich versucht habe, meiner Frau bei Geschäftsbriefen etwas abzunehmen. Das war ja nach dem Grand Mal auch etwas, das überhaupt nicht mehr ging. Ein halbes Jahr später, im darauf folgenden Sommer, waren erste Fortschritte bei körperlicher Belastbarkeit bemerkbar. Nach zwei bis drei Stunden Gartenarbeit musste ich nur noch eine Stunde tagsüber zum Ausgleich schlafen. Besser wurde es auch mit den Reflexen. Durch intensives Training hauptsächlich der rechten Körperseite verbesserte sich die Reaktionszeit und nicht jedes Werkzeug, das mir entglitt, lag automatisch auf dem Boden.

Am Anfang sah das etwas anders aus. Direkt nach dem Grand Mal war die Kontrolle über den rechten Arm und die rechte Hand komplett weg. Andauerndes Muskelzucken im rechten Oberarm führte regelmäßig zum Verlust der Kontrolle der Hand. Es konnte am Anfang sein, dass ich ein Glas in der Hand hielt und sich die Hand öffnete. Es kam dadurch mehr als einmal zu Scherben auf dem Boden. Das war mehr als nur peinlich und einer der Gründe, warum ich in den ersten Monaten nach dem Grand Mal kaum das Haus ohne Begleitung verlassen habe.

Einzig die Spaziergänge mit dem Hund habe ich mir gegönnt. Dort konnte ich den Weg ins Dorf ja vermeiden. Mit der Zeit wurde das durch gezielte Übungen, die täglich mehrfach wiederholt werden mussten, etwas besser.

Fahrrad fahren ging zwar auch wieder, nur waren Strecken von fünf bis zehn Kilometer als Spazierfahrt utopisch. Nach ganz kurzen Strecken war die Konzentration auf dem Fahrrad dahin, und es dauerte Monate, bis das wieder so geklappt hat, wie ich das von mir erwartet habe.

Auch das mit der persönlichen Unterschrift war in den ersten Monaten so schwierig, dass sie für unleserlich gehalten und nicht anerkannt wurde. Das konnte aber durch gezielte Schreibübungen behoben werden. Zwischendurch musste ich auch zum Augenarzt. Ich hatte selbst vermutet, dass das Augenlicht bei dem Chaos ebenfalls gelitten hat. Wie sich herausgestellt hat, war das aber nicht der Fall. Es war eine rasche körperliche Ermüdung, die beim Lesen sehr schnell eingetreten ist, und einfach mehr Zeit brauchte. Aber da war ich ungeduldig und konnte es nicht abwarten, dass alle Dinge sehr schnell besser werden würden.

Zwischendurch versuchte ich mich mit Kopfrechnenaufgaben, die mir früher problemlos gelungen sind. Auch da wollte der Kopf nicht mehr so, wie ich das geplant hatte. An manchen Tagen hätte ich sprichwörtlich aus der Haut fahren können. Dass es wieder so werden würde, wie ich das einst gewohnt war, wurde von allen Seiten ausgeschlossen.

Also habe ich täglich mehrmals für zehn Minuten Rechenaufgaben im Kopf geübt.

Laut Neurologe sollten durch die unterschiedlichen Übungen zumindest in Teilbereichen Hirnareale wieder zu mehr Leistung angeregt werden. Da aber niemand mit Sicherheit sagen konnte, ob und wo dies besser werden würde, haben wir eben unterschiedliche Ansätze ausprobiert um zu sehen was geschieht. Das Kurzzeitgedächtnis wurde aber nicht mehr besser. Alles musste ab diesem Zeitpunkt schriftlich festgehalten werden.

Und deswegen wurde zuhause auch alles schriftlich notiert und wieder durchgelesen. Der Wiederholungsfaktor hat schliesslich dazu geführt, dass immer wiederkehrende Abläufe zumindest teilweise im Gedächtnis verblieben sind. Mittlerweile hatten wir bereits das Jahr 2010 und der Grand Mal war schon sieben Jahre her. Aber seine

Auswirkungen und Folgen blieben für mich jeden Tag deutlich spürbar. Geistig fühle ich mich mittlerweile zwar nicht mehr wie ein Kleinkind so wie direkt nach dem Grand Mal, aber so, wie es einmal war, wird es wohl nie wieder sein. Dieses Bewusstsein verstärkt sich täglich. Um dennoch in kleinen Schritten vorwärtszukommen, trainiere ich täglich Körper und Geist. Aber die Resultate dabei sind nie so wie erhofft. Zwar sind sehr kleine Fortschritte bemerkbar, aber das geht alles viel zu langsam. Geduld war bei so etwas noch niemals meine Stärke. Zumindest wurden die notwendigen Erholungsphasen bei körperlicher oder geistiger Anstrengung kürzer. Bei meinem Medikament und den kontrollbedürftigen Blutwerten war eine noch nie zuvor vorhandene Stabilität eingekehrt. In Gesprächen mit meinem Bruder Martin, habe ich ihm auch immer wieder gesagt, dass mir im Leben viel erspart geblieben wäre, wenn es die heutigen medizinischen

Fortschritte schon vierzig Jahre früher gegeben hätte. Nur die Flexibilität gegenüber früher aufgrund der geistigen und körperlichen Trägheit, wie ich es formuliere,war nicht mehr so, wie ich das eben kannte.

In einigen Bereichen konnte ich die Fortschritte auch sehen. Aber beim Personengedächtnis und dem damit verbundenen Erinnerungsvermögen sah es sehr schlecht aus.

Ich fand zu diesem Zeitpunkt keinen Weg in Form einer hilfreichen Therapie, das abzustellen oder zumindest eine Verbesserung zu erreichen.

Es kam das Jahr 2012, Vati arbeitete mit über achtzig Jahren noch fleissig und sehr gerne im Garten und alles schien prächtig.

Denn er war nicht nur unser Vater, sondern auch der ruhende Pol der Familie, das Vorbild bei allem, was wir taten. Und seitdem wir alle erwachsen waren, ist er auch ein sehr guter Freund und exzellenter Ratgeber für uns alle gewesen.

Es kam die Fußball-Europa-
meisterschaft, und irgendwann hat es
geheißen, dass Vati für zwei bis drei
Tage in die Klinik soll, um seinen
Flüssigkeitshaushalt in Ordnung zu
bringen. Martin hat ihn am Donnerstag
in die Klinik gebracht und ich habe mich
am Auto von ihm verabschiedet. Falls er
am Sonntag beim Spiel unserer
Mannschaft noch nicht wieder daheim
wäre, würden wir in die Klinik kommen,
um das Spiel gemeinsam anzusehen.
Am Freitag früh hat mich mein Bruder
Martin aufgeregt angerufen, dass ich
früher in die Klinik kommen soll, und
nicht erst später am Tag. Vati war am
frühen Morgen, als Martin kam nicht
mehr auf seinem Zimmer. Er lag
zwischenzeitlich auf der Intensivstation,
weil wohl in der Nacht die
innenliegende Herzklappe gerissen ist,
und das Blut nicht mehr richtig
gepumpt wurde. Es lief scheinbar
teilweise wieder zurück. Man hat uns
dann gesagt, dass es zu Ende gehen
wird. Und außer normalen Herz-

medikamenten und Schmerzmitteln
kann leider nichts mehr getan werden.
Wir sind bei ihm am Bett geblieben, bis
auch unsere Kinder da waren.
Unser Sohn Tobias kam an diesem
Wochenende aus Norddeutschland nach
Hause, und freute sich auf seinen Opa.
Als er unterwegs erfuhr, dass er direkt
in die Klinik kommen muss, war das ein
riesiger Schock.
Am Nachmittag kam dann ein Pfleger
zu Martin und mir und hat um die
Genehmigung erfragt, nur noch
Schmerzmittel zu geben. Sie wollten alle
anderen Medikamente absetzen.

Und es würde nur noch wenige Stunden
dauern. Das war für mich wie Prügel
mit einem Hammer mitten ins Gesicht.
Gestern hatten wir noch gemeinsam
gelacht und Späße gemacht, und heute
müssen wir zusehen, während er stirbt.

Damit kam ich einfach nicht klar. Es
hat dann noch ein paar Stunden bis zum
Abend gedauert bis er endgültig von uns

gegangen ist. Ich vermisse ihn seither sehr. Es fehlt mir ein genialer Vater, guter Freund, Kritiker und liebevoller Mensch.

Aber das Leben musste weitergehen. Es wirklich verarbeiten lassen hat mich die spätere Aussage von Martin. Es war für uns, die zurückgelassen wurden das Brutalste, was es gibt. Aber für ihn war es das Beste, weil Vati keinen langen Leidensweg wie viele andere hatte.

Dieses grausame Jahr ging vorüber und der Blick richtete sich dank schöner Erinnerungen an unseren Vater nach vorne.

Ich suchte verzweifelt nach einem Weg auch die Merkfähigkeit der Gesichtserkennung wieder etwas zu verbessern. Aufgeben war ja noch nie eine Alternative gewesen, wenn man von meinen zwei seelischen Tiefpunkten wegen der Epilepsie absieht. Also hieß es auch hier einfach: Augen zu und durch. Es ist mir wegen der Verbesserung der Merkfähigkeit aber nichts eingefallen. Ein guter Freund sagte dann zu mir, dass er da vielleicht etwas weiß. Er kannte zwar meine damalige Einstellung zu sozialen Medien. Aber dennoch hat er auf mich eingeredet doch einen Account anzulegen. Wozu das gut sein sollte, konnte ich mir beim besten Willen nicht vorstellen.

Er hat mir in diesem Zusammenhang erklärt, dass ich Personen welche ich vom Namen her kenne, meist mit Profilbildern verknüpfen könnte, um meinem Gedächtnis etwas zu helfen. Genau das habe ich dann getan und mir einen Account in den sozialen Medien gemacht. Mein Freund hatte mir ja gesagt, dass es nicht zwingend notwendig ist, dass ich mit den Leuten jetzt und in der Vergangenheit regen Kontakt pflege oder dies bisher getan habe.

Es ginge rein um den Wiedererkennungswert.

Ich habe dann damit angefangen, anhand von Namen, die ich noch gewusst habe, diese herauszusuchen. In deren Freundeslisten habe ich nach Gesichtern gesucht, die mir bekannt vorgekommen sind.

Ich wollte dann die entsprechenden Bilder mit den Namen verknüpfen, um die eine oder andere Erinnerung zu wecken. Im Laufe der Zeit musste ich feststellen, dass ich sogar Schulkameraden hatte, deren Namen ich zwar wusste, aber das dazu gehörende Gesicht in meinem Hirn nicht mehr abgespeichert war. Solche Dinge waren dann schon furchtbar. Um den Erinnerungswert zu steigern, musste ich mir die dazu passenden Profile immer wieder ansehen.

Das ging natürlich einfacher, wenn man selbst solche Leute im eigenen Register oder der entsprechenden Freundesliste der sozialen Medien hatte. Es war zwar mit einem sehr hohen Zeitaufwand verbunden, sich in den sozialen Medien herumzutreiben, aber es war eben gleichzeitig das einzige Training für das Hirn, das in dieser Hinsicht vielleicht helfen könnte.

Es ging mir zwar heftig auf die Nerven und zeigte mir wieder meine Ungeduld, aber dieses Training brauchte eben wirklich viel Zeit. Deswegen habe ich auch geduldig damit weitergemacht. Diese Übungen zogen sich über mehr als zwei Jahre hin. Teilweise hatte ich den Eindruck, dass es helfen würde und dann plötzlich wieder nicht. Ich habe beim nächsten Termin beim Neurologen von diesen Schwankungen erzählt und er hat mich indirekt sogar ausgelacht. Er begegnete mir mit der Aussage, das ist ein Lernprozess für ein in Teilbereichen geschädigtes Gehirn. Es ist nicht vergleichbar mit einer Festplatte, auf der sie etwas abspeichern und dann auch gleich wieder aufrufen können.

Wenn die Merkfähigkeit auch nur in Ansätzen wieder zurückkommen soll, müssen sie sorgsam mit verbliebenen Möglichkeiten umgehen. Das bedeutet viel Training in kurzen Abständen. Aber andererseits müssen es verkürzte Zeiten sein.

Und dabei sind zehn Minuten pro Lerneinheit vollkommen genug. Alles was länger dauert, ist nicht effektiv. Diese Aussage von ihm war wie schon in der Vergangenheit eine Ohrfeige für mich und meine Ungeduld.
Er wird sich auch gefragt haben, wie oft er mich noch darauf hinweisen muss.
Ich habe also auf meinen Arzt gehört und die Wiederholungen und dazu gehörenden Zeitintervalle seinen Vorgaben angepasst. Und das war wieder richtig. Mit der Zeit konnte ich auch Personen, die ich lange nicht mehr erkannte, durch die Kombination Bild und Namen wieder zuordnen und wusste, mit wem ich es gerade zu tun hatte. Das war aber kein Alltag. Es war sehr unterschiedlich und klappte an einigen Tagen ganz gut und an anderen Tagen überhaupt nicht.
Woran das dann gelegen hat, konnte ich zu diesem Zeitpunkt auch nicht sagen. Ich führte es auf die momentane Tagesform oder teilweise persönliche Überbelastung

zurück, weil meine Ungeduld wieder einmal stärker war.

Weitere drei Monate später bemerkte ich erneut Veränderungen bei dieser Art von Merkfähigkeit.

Bei Personen, die in den sozialen Medien vertreten waren, begann das Gedächtnis damit, teilweise den Namen und das Gesicht miteinander zu verknüpfen. Das muss an den andauernden Wiederholungen gelegen haben. Ich war diesbezüglich auch sehr froh. Große Probleme aber blieben bei bekannten Gesichtern, die keinen Zugang zu den sozialen Medien hatten. Mittlerweile sind über vierzehn Jahre seit dem Grand Mal vergangen. Täglich gute zwei Stunden am Stück arbeiten geht an manchen Tagen wieder.

Die Merkfähigkeit bei Gesichtern ist in weiten Teilen wieder da, solange es wiederholt wird. Zwischendrin stelle ich allerdings nach einem Urlaub immer wieder Verschlechterungen fest.

Gibt es ein oder mehrere Wochen eine Abstinenz sozialer Medien, dann verschlechtern sich Gesichtserkennung und das dazu gehörende Namensgedächtnis sofort. Diese Erkenntnis hat mir gezeigt, dass es ein fester Bestandteil des Lebens bei mir bleiben wird. Alles was ich regelmässig trainiere, bleibt in der Form zumindest erhalten. Dort wo ich das Training zurückfahre, kommen alte Zustände mit Verschlechterungen zurück.

So wie früher ist es da nicht mehr, jedoch habe ich gelernt, damit umzugehen. Das Langzeitgedächtnis hat seit damals einen dunklen Bereich, wo die komplette Erinnerung eines Zeitraums von geschätzten sechs bis neun Monaten nicht mehr vorhanden ist. Die Konzentrationsfähigkeit über einen Zeitraum länger als zwei Stunden ist weg, wenn es sich hier um Tätigkeiten handelt, die genaues Arbeiten verlangen.

Die gesamte körperliche Verfassung hat sich nur in Teilbereichen so erholt, dass ich selbst damit zufrieden sein kann.

Der Faktor sportliche Betätigung ist ein Fall für sich. Verglichen mit dem exzellenten Schwimmer, der ich einmal war, ist das Heute eine Lachnummer.

Ich gehe zwar in keinem Gewässer unter und bei angepasstem Tempo sind auch längere Strecken machbar. Vor dem Grand Mal waren jedoch drei bis vier Kilometer gemütliches Schwimmen immer drin.

Solche Dinge macht der Körper trotz harten Trainings nie wieder mit.

Dafür ist es heute wieder möglich, mit Unterbrechungen drei bis vier Stunden täglich Spaziergänge mit den Hunden zu machen, ohne danach sofort wieder in einen langen Schlaf zu versinken.

Die Erholungspausen nach allen Unternehmungen sind durch die regelmässigen Trainingsphasen kürzer geworden. Was mir wahrscheinlich für immer erhalten bleibt, ist die senile Bettflucht, wie ich es nenne.

Fünf Stunden Schlaf sind normal ausreichend, um topfit zu sein. Längere Phasen in denen ich durchgehend schlafen kann, lässt der Körper nicht mehr zu. Ein kurzes Schläfchen von 20 Minuten tagsüber bei größeren Vorhaben hilft den Tag zu überstehen. Also alles in allem erträgliche Zustände auch wenn ich damit nie zufrieden bin.

Allgemeine Zusammenfassung über das Leben mit Epilepsie

Aus heutiger Sicht, im fortgeschrittenen Alter betrachtet, darf ich sagen, dass es ein sehr schwerer Weg war, auf den ich gerne verzichtet hätte. Entscheidend für den Krankheitsverlauf sind mehrere Faktoren.

Neben der Art der eigenen Epilepsie sind es außer den passenden Medikamenten und einem sehr guten Arzt in der heutigen

Zeit hauptsächlich das private Umfeld.
Es muss bedingungslos hinter dir als
Patient stehen und lernen, mit einer
Krankheit wie Epilepsie umzugehen.
Die persönliche Entwicklung als Mensch
und dessen Charakter hängt
hauptsächlich davon ab. Die in diesem
Buch angesprochenen Auswirkungen
auf die Psyche hängen direkt damit
zusammen. Stimmt die Akzeptanz
innerhalb der Familie nicht, dann
besteht die große Gefahr, dass man
selbst an einer solchen Krankheit
zerbricht, weil man psychisch nicht
damit klar kommen kann.
Der eigene Wille, das Beste aus dem
Leben zu machen, obwohl man an einer
Epilepsie leidet, bildet sich nur dann
aus, wenn der Rückhalt aller eng mit dir
verbundenen Personen gegeben ist.
Sobald dir als Betroffener der Eindruck
entsteht, dass du ungleich behandelt
wirst, verlierst du den Kampf gegen
diese Krankheit.
So sehe ich das aus rein subjektiver
Sicht. Es ist ein das ganze Leben immer
andauernder Lernprozess, in allen
Phasen

des Lebens mit der Krankheit umzugehen.

Da sich die Krankheit verändert, genau wie unser Körper das während des Lebens fortwährend macht, ist man selbst gezwungen auf kleinste Signale des Körpers zu achten. Es ist zwar sehr schwer, ein normales Leben mit voller Akzeptanz des eigenen Umfelds zu führen, aber es ist es wert.

Die Schwierigkeit liegt darin, auf alles zu achten, was die Krankheit negativ beeinflusst.

Sehr oft ist es leider üblich, überall wo man sich in Gesellschaft befindet, Alkohol angeboten zu bekommen.

Dabei ist es schon als Jugendlicher sehr schwer, den Versuchungen zu widerstehen. Sehr oft befürchten junge Leute, wenn sie sich anders verhalten und keinen Alkohol zu trinken, vom Freundeskreis nicht akzeptiert zu werden. Das liegt auch daran, dass nicht jeder ein Umfeld hat, von dem er bedingungslos als

Mensch anerkannt wird, obwohl er Epileptiker ist. Und mit zu den größten Schwierigkeiten überhaupt gehört die Tatsache, dass jeder Körper auf Medikamente unterschiedlich reagiert. Betrachte ich die medizinischen Fortschritte, seit ich noch ein kleines Kind war, sind diese zwar sehr groß und die Medikamente sind heute sehr effektiv. Nur gibt es einige Dinge, die sich nie verändern werden.

Es sind dabei auf der einen Seite die unterschiedlichsten Arten von Epilepsie, von der man selbst betroffen sein kann. Auf der anderen Seite sind noch einige weitere Faktoren, die immer stimmen müssen. Da ist zum Einen ein zuverlässiges Medikament in der benötigten Dosis, die nur ein Arzt bestimmen kann.

Dazu kommt die Eigenverantwortung diese Medikamente auch regelmäßig zu nehmen. Das klingt zwar überflüssig, aber wie ich es selbst schon von anderen erfahren habe, kommt das immer wieder vor, dass Medikamente vernachlässigt werden.

Und als ein sehr wichtiger Punkt muss man den Verzicht auf regelmäßigen Alkoholgenuss sehen. Einer der schlimmsten Risikofaktoren ist Alkohol. Neben dem Alkohol ist es auch das Nikotin beim Rauchen. Ich habe früher dennoch viel geraucht.

Heute kann ich sagen dass die Tatsache mit dem Rauchen aufgehört, zu haben, sicher meine Epilepsie positiv beeinflusst hat.

Aber der persönliche Umgang mit der eigenen Epilepsie ist von Mensch zu Mensch unterschiedlich. Meine persönliche Lösung war da ganz einfach. Durch den Schmerz, den mir diese Krankheit vom Kindesalter an zugefügt hat, habe ich mir eine Art Schutzfunktion zugelegt. Die Epilepsie hatte prägenden Einfluss auf die Charakterbildung schon im Kindesalter. Aus diesem Grund habe ich sehr früh damit begonnen, nicht jeden Menschen nahe an mich heranzulassen. Bei Personen, von denen ich wusste, dass sie mit Epilepsie nicht klar kommen, ging ich sofort auf Distanz. Das hat sich dann irgendwann einmal verselbstständigt. Durch immer wiederkehrende einzelne Vorfälle habe ich damit begonnen, die meisten Leute auf Abstand zu halten. Denn diese Leute konnten mir dann auch keinen Schmerz zufügen. Das alleine hat die Epilepsie schon hinreichend getan.

Das Hauptproblem für die Festigung der psychischen Verfassung, waren für mich Personen, die offen durchblicken ließen, dass sie mich als Epileptiker für geistig minderbemittelt halten. Von Teilen der Bevölkerung wird man als Epileptiker auf die Stufe minderwertig und geistig unterbelichtet herabgesetzt.

Das liegt aber nicht an den Leuten selbst. Die Gründe liegen am falschen Bild der Gesellschaft von der Epilepsie und an der Tatsache, dass die Menschen nicht richtig über die Krankheit informiert sind. Solche einzelne aber immer wiederkehrenden Vorfälle machten mich auch extrem aggressiv.

Aber genau das waren Dinge, die ich nicht offen zeigen sollte, weil Vorurteile dadurch nur noch bestärkt wurden. Es war also nur der Weg möglich, zu solchen Leuten auf Distanz zu gehen. Gerade aber diese Distanz kam in der Öffentlichkeit sehr oft als Arroganz herüber. Dadurch hatte ich bei Leuten, die mich nicht näher kannten auch schnell den Ruf eines arroganten Schnösels.

Aber genau das sind die Dinge, mit denen man richtig umgehen muss. Das alles gehört zu dem immerwährenden Lernprozess, wenn man Epilepsie hat.

Schlusswort

Ich habe dieses Buch geschrieben, um meine Krankheit selbst zu verarbeiten. Die Einstellung der Bevölkerung gegenüber der Krankheit Epilepsie wird sich vielleicht auch ein bisschen verändern. Die Distanz in den Köpfen basiert weitestgehend auf Unwissenheit und Vorurteilen.

Es gibt unterschiedlichste Formen von Epilepsie, die nicht alle gleich belastend für die Betroffenen sind. Bei einigen Varianten, wo viele Anfälle auftreten, können sicher auch Hirnschäden eine mögliche Folge sein.

Es ist aber immer so, dass die durch die Epilepsie Hervorgerufene persönliche Belastung zu charakterlichen Veränderungen führt. Wenn man psychisch stabil ist und offensiv damit umgehen kann, ist es meiner rein subjektiven Ansicht nach für den Betroffenen besser. Ist man eher in sich gekehrt und unfähig offen darüber zu reden, belastet man sich zusätzlich oder zumindest stärker, als das der Fall sein muss.

Wichtiger als alles andere ist das persönliche familiäre Umfeld. Ich kann deswegen nur jedem Betroffenen raten, sich soweit dies seine eigene Situation erlaubt, nach außen zu öffnen.

Wenn eine Vertrauensperson da ist, bei der man sein Herz ausschütten kann, sind gerade schwierige Phasen dieser Krankheit besser zu ertragen.

Sicher ist das nicht der Weg, den jeder einschlagen kann oder wird, aber mir hat der offensive Umgang und die daraus resultierende, undiplomatische Art sehr geholfen, die Epilepsie für mich selbst erträglicher zu machen..

Quellenangaben
Die Kapitel
Allgemeine Angaben zum
Krankheitsbild
Epilepsie
Zeichen epileptischer Anfälle
Anfälle und Epilepsie
habe ich mit freundlicher Genehmigung
des Epilepsiezentrums Kehl-Kork zum
leichteren Verständnis über die
Krankheit
Epilepsie mit aufgenommen.
Hier der Link zur Webseite.
http://www.epilepsiezentrum.de/

Inhaber der EPI Infos ist Herr Dr.
Guenter Krämer

g.kraemer@epilepsie-med.de

Über den Autor:

Joachim Tritschler wurde 1958 in Freiburg geboren. Er ist gelernter Kaufmann und Lagerist. Er hat zwei erwachsene Kinder und ist seit 1981 verheiratet.

Die Krankheit Epilepsie hat ihn im Jahre 2003 mit einem Grand Mal gezwungen, aus dem Berufsleben auszuscheiden.
Der Autor schreibt und liest sehr gerne und nutzt dies, als Ausgleich zu den gesundheitlich auferlegten Einschränkungen.

Books on Demand

Norderstedt

Wir freuen uns auf Ihren Besuch.

www.bod.de